Detlef Kappert

Archetypen, Innere Bilder und Körpersymbolik

AF567784

Dr. Detlef Kappert

Archetypen, Innere Bilder und Körpersymbolik

Ein Weg zu Selbstheilungskraft und persönlichem Wachstum

Verlag für Ästhetische Bildung

2., überarbeitete Auflage 2018

© Copyright 2017 Verlag für Ästhetische Bildung
Kopernikusstraße 11 · D-46147 Oberhausen

Alle Rechte, insbesondere das der Vervielfältigung und Verbreitung sowie der Übersetzung in andere Sprachen vorbehalten.

Kein Teil dieses Werkes darf in irgendeiner Form ohne schriftliche Genehmigung des Verlages reproduziert oder unter Verwendung elektronischer Systeme verarbeitet, vervielfältigt oder verbreitet werden.

Lektorat und redaktionelle Beratung: Margit Scherer

Titelfoto:
Esther Balfe und Emmanuel Obeya,
Choreografie: Catherine Guerin: »Duett«
Fotografie: Alexander Ehhalt/Lossen-Foto

Rückseite:
Reinhild Wawzin und Michael Denk,
Choreographie: Catherine Guerin: »Rose«

Gesamtherstellung: AktivDruck, Schmaligweg 8, 37079 Göttingen

ISBN 978-3-9802590-5-7

Grundlegende Sichtweisen und Einstellungen, die unser Verhalten steuern und das Erleben prägen, sind unbewusst.

»Traumarbeit«, »Katathymes Bilderleben«, »Phantasiereisen«, »Innere Bilder«...

Diese Begriffe stehen für unterschiedliche Techniken, mit denen man versucht, dem verborgenen Sinn, den wir in uns tragen, Ausdruck zu verschaffen.

Einige dieser Ansätze werden in Gruppen-, andere in Einzelarbeit angewandt. Das Setting kann therapeutisch oder selbsterfahrungsorientiert sein.

Hier wird ein Ansatz vorgestellt, der durch seine spezielle Methodenverbindung eine weitgehende Selbstregulation in der Arbeit mit Inneren Bildern ermöglicht.

Auch die Grundlagen unseres Lebens – fast alle körperlichen Mechanismen und Prozesse – sind unwillkürlich und unbewusst.

»Eutonie«, »Atemarbeit/Pneopädie«, »Feldenkrais«, »«Alexander-Technik«, »Dore-Jacobs-Arbeit« bewegen sich zwischen Empfindungsschulung, Selbsterfahrung und Körpertherapie. Indem man den Körper heilt und ihn zu seiner verborgenen – in ihm angelegten – Harmonie führt, stärkt man auch die Selbstheilungskraft der Seele.

Dieses Buch verbindet Körper- und Traumarbeit auf eine spezielle Art: Grundlage bildet – ergänzt durch einige Neuentwicklungen – das Katathyme Bilderleben, welches hier unmittelbar mit Körper-»Symbolik« -Übungen verknüpft ist. Die hier vorgestellten Bilder symbolisieren 14 Grundsituationen des Lebens. Die Themen der Bilder sind archetypisch. Das heißt, sie existieren – unabhängig von der persönlichen Erfahrung – für jeden Menschen, sind von entscheidender Bedeutung und kommen über das ganze Leben verteilt immer wieder vor.

Jedes Thema (wie Geben und Nehmen, Vereinigung und Trennung z.B.) wird durch eine spezielle körperliche Vorarbeit sinnlich erfahrbar gemacht und durch das Bild symbolisiert.

Die Körperübungen haben – neben der Empfindungsschulung – eine übertragene (symbolische) Bedeutung. Auch in den Traumbildern drückt sich das (archetypische) Thema nie direkt, sondern immer symbolisch aus. Für jedes Thema werden Körper- »Symbolik«- Übungen und Inneres Bild zu einer Einheit zusammengestellt.

In einer solchen Einheit werden die über das Leben verteilten Erfahrungen mit einem Thema (wie Helfen/Sich – Helfen – Lassen z.B.) durch die intensiven Erlebnisse der Körpersymbolik angeregt. In der Gestaltung des Inneren Bildes drückt sich das Unbewusste aus, und vieles, was der/die TräumerIn bisher nicht verstand (und was ihr/sein Leben durcheinanderbrachte) erscheint in einem anderen Licht.

Die »TräumerInnen« bekommen so Informationen über sich und die Welt, die sonst dem Bewusstsein verborgen blieben, die aber trotzdem alle wichtigen Entscheidungen beeinflusst und die Art geprägt hätten, in der sie die Dinge sehen und erleben.

Einleitung

Innere Bilder

Für Menschen, die ihre unbewussten Sichtweisen, Wünsche und Ängste besser kennenlernen und verstehen möchten, bietet sich in der Arbeit mit Inneren Bildern eine wunderbare Möglichkeit.

Man könnte diese Inneren Bilder als im Halbwachzustand erlebte Träume bezeichnen, und sie gestatten einen zum Teil bestürzend direkten Einblick in etwas in uns, was sich sonst nur indirekt oder jedenfalls viel stärker verschlüsselt mitteilen würde.

Als Katathymes Bilderleben sind sie Klassiker der Psychotherapie und werden von vielen TherapeutInnen unterschiedlicher Richtungen (wie psychoanalytisch, gestaltpsychologisch oder NLP orientierten PsychologInnen z.B.) eingesetzt.

Archetypen, Innere Bilder und Gestaltbildung

In diesem Buch stelle ich einen Ansatz vor, der Körperarbeit und Innere Bilder unter der Grundordnung eines Archetypus zusammenführt.

Dabei können sehr unterschiedliche Übungen der Körpererfahrung den Ausgangspunkt einer Stunde bilden. Sie haben aber immer mit einem bestimmten Thema wie Geben und Nehmen, Führen/Geführt-Werden, Allein-Sein/In-Kontakt-Sein oder Verwurzelung-Konstanz/Unabhängigkeit-Freiheit z.B. zu tun. Diese Themen sind archetypisch. Das heißt, es gibt sie unabhängig von der persönlichen Erfahrung und Lebensgeschichte des Einzelnen. Durch die Übungen einer Unterrichtseinheit wird jeweils ein Thema körperlich erfahrbar gemacht. Die Erfahrungen der Stunde münden dann in ein Inneres Bild, welches das Erlebte auf einer symbolischen Ebene aufgreift.

Das Innere Bild hat dabei den Sinn, das Thema abzuschließen. Durch die Sinnesschulung und das direkte Erleben wird vieles angeregt und ausgelöst. Das meiste davon würde sich vielleicht im Laufe der nächsten Tage von selbst klären und ordnen. Das Innere Bild aber hat einen enormen Vorteil: Es ist so, als ob man dem Unbewussten eine Aufgabe stellen würde und ihm dann bei der Arbeit zusehen könnte. Das Innere Bild ordnet die ungewohnten, unmittelbaren und manchmal verwirrenden Erfahrungen und Sichtweisen aus der Körperarbeit zu einer neuen psychischen Gestalt. Es verarbeitet die Lebenserfahrung, die über längere Zeit hin verteilt mit diesem Thema gemacht wurde, verquickt sie mit den Erlebnissen der Stunde (die die Erfahrungen von einem anderen

Standpunkt aus beleuchten) und hilft so, einen klareren und stimmigeren Standpunkt zu finden.

Neu sind dabei weder die Körperübungen (jedenfalls zum größeren Teil nicht), noch die Bilder.

Das Besondere liegt in der Kombination von Körperarbeit und Inneren Bildern, die sich glücklich ergänzen und den persönlichen Erkenntnis-, Selbstregulations- und Integrationsprozess ungewöhnlich befruchten.

Innere Bilder und Selbstregulation allgemein

Dabei ziele ich nicht auf die therapeutische Situation ab. Meine Zielgruppe sind normal belastete und belastbare Menschen, die sich persönlich entwickeln und wachsen wollen. Für sie ist dies eine ideale Möglichkeit, mehr über sich selbst und ihre grundlegenden unbewussten Einstellungen zum Leben zu erfahren und sie neu zu ordnen und zu bewerten.

Im Mittelpunkt dieses Buches stehen 14 Bilder, die in ihrem genauen Wortlaut vorgestellt werden. Dieser ist wichtig, weil scheinbar beiläufige Details entscheidenden Einfluss auf das haben, was die TräumerInnen sehen.

Die hier vorgestellten Formulierungen sind speziell auf ein Stundenkonzept abgestellt, das die Selbstheilungskräfte anspricht und die Inneren Bilder in ein ganzheitliches, multisensorisches Stundenkonzept integriert.

Wie schon gesagt, stehen die Bilder für grundlegende, archetypische Lebenssituationen. Was die meisten TräumerInnen sehen, passt auch in den Kontext dieser philosophischen Grundorientierung des Archetypus. Gewöhnlich entsprechen die Bilder also thematisch und in der Erlebnisintensität der tiefgehenden und aufschlussreichen Sichtweise grundlegender (archetypischer) Lebenssituationen, sie müssen es aber ganz und gar nicht. Was die TräumerInnen sehen, kann genauso gut Stimmungen, Launen, temporären Befürchtungen oder Wünschen entspringen.

Ich halte es für äußerst wichtig, Menschen, die über ihre Bilder berichten, keine weitergehenden Interpretationen einzureden. Solche weitergehenden, übertragenen Bedeutungen drücken sich immer in einem Gefühl von Besonderheit aus, wie wir alle es auch von bestimmten Träumen her kennen. Die meisten Menschen sind auch sehr gut in der Lage, diese Bedeutung selbst zu erkennen, oder sie erschließen sie ohne besondere Hilfe in einem Gespräch, bei dem der/die PartnerIn nur wohlwollend und interessiert zuhört.

Es ist eher selten, dass eine klientenzentrierte oder aufdeckende Gesprächsführung nötig ist.

Die Anregung eines bestimmten Lebensthemas durch die Körperarbeit und die (unbewusst/unwillkürliche) Gestaltung des Inneren Bildes regulieren sich also ziemlich perfekt selbst.

Dafür muss eine bestimmte thematische Abstimmung der Körperübungen mit dem Bild eingehalten werden, und diese Übungen müssen in ihrer Wirkung und Anleitung gut bekannt sein. Derartige Zusammenhänge der körperlichen Vorbereitung werde ich zu jedem der 14 Themen ausführen. Sie stehen außerdem im Mittelpunkt zweier anderer Bücher[1].

Entscheidend für die erfolgreiche Anleitung eines Inneren Bildes aber sind die Art der Formulierung und ihre Abstimmung auf die körperliche Einstimmung der Stunde. Das ist das Thema dieses Buches. Das Wie und Warum der Bildinduktion wird ausführlich in diesem Buch dargestellt und detailliert kommentiert.

Diese Abstimmung von Körperarbeit und Bildinduktion ermöglicht eine weitgehende Selbsterfahrung, die ungeahnte Wachstumskräfte freisetzen kann.

Selbstregulation bei Problembildern

Vieles »Geträumte« ist wunderschön, ungewöhnlich und einfach phantasievoll in einer Art, wie wir es von »normalen« Träumen her kennen. Aber genauso wie das Angenehme und Schöne finden das aus »gutem« Grund Verdrängte, das Dunkle und Leidvolle, seinen Weg ins Bewusstsein. Auch dabei funktioniert eine ziemlich perfekt arbeitende Selbstregulation, die allerdings (außer von dem oben beschriebenen non-direktiven Verhalten des/r KursleiterIn) von bestimmten – unten aufgeführten – Grundbedingungen abhängt. Hält sich der/die KursleiterIn daran, müssen auch schwierige Bilder nicht unbedingt dramatisch erlebt werden. Sie können im Gegenteil als Hinweis oder Hilfe aufgefasst werden und einen wichtigen, konstruktiven Bestandteil der persönlichen Entwicklung bilden.

1 Tanz zwischen Kunst und Therapie, 2. Auflage, Verlag für Ästhetische Bildung, Oberhausen 2010; Kleines Handbuch für den Unterricht in Tanztheater, Tanzimprovisation und Körpersymbolik, 3. Auflage, Verlag für Ästhetische Bildung, Oberhausen 2012

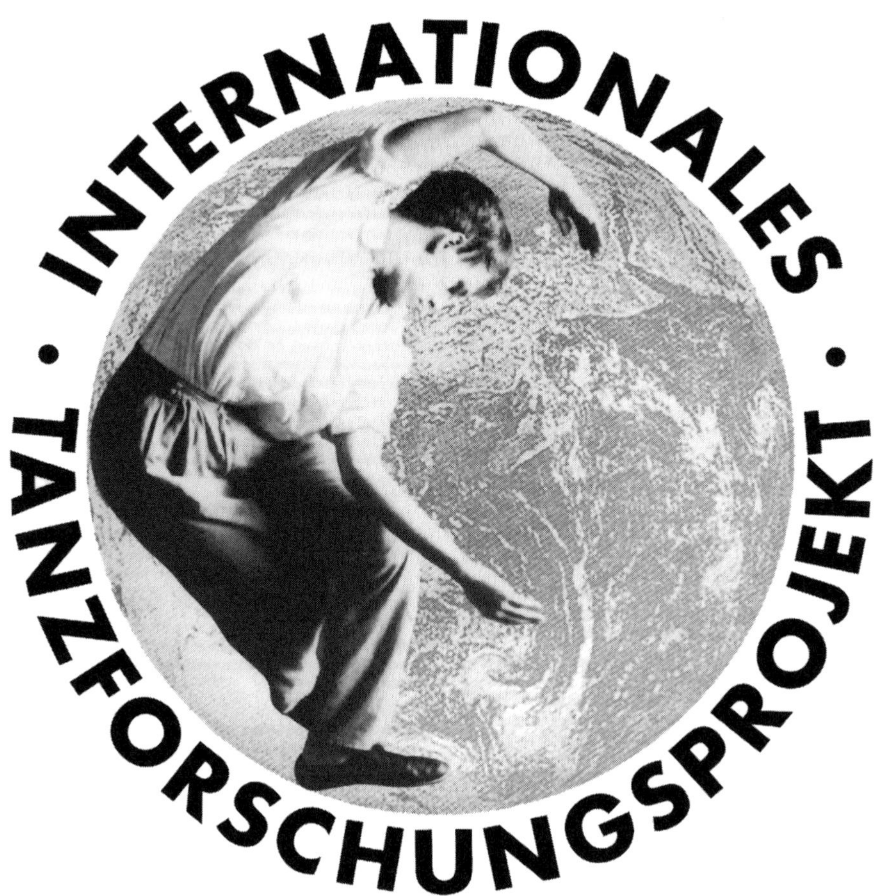

Der Körper
als Träger persönlicher und kultureller Identität

Über die Chancen von Tanz und Körperarbeit
als Mittel für Völkerverständigung und Toleranz

Nähere Informationen:

Institut für Tanz und Bewegungsdynamik
Kopernikusstraße 11 · D-46147 Oberhausen
www.culturedance.org

Die Stundenkonzeption

Setting
Innere Bilder, Selbstregulation und Wachstumskräfte

Will man mit Inneren Bildern so arbeiten, dass

— jedeR für sich **selbstverantwortlich** in einer Gruppe arbeitet,
— die Verarbeitungsprozesse **selbstregulierend** ablaufen und
— die **Wachstums- und Selbstheilungskräfte** angeregt werden,

so hängt das von folgenden drei Bedingungen ab:

1 der Einstellung des/r GruppenleiterIn/TherapeutIn;
2 der Einbettung des Bildes in die Stunde;
3 der Art und Weise der Bildinduktion.

1 Die Einstellung des/r GruppenleiterIn/TherapeutIn: Unterrichtsphilosophie

Viele TeilnehmerInnen übernehmen unbewusst Schwingungen, die aus der Grundeinstellung, Erwartung und Haltung des/r KursleiterIn/TherapeutIn entstehen. Geht dieseR, grob gesagt, davon aus, die Übung müsste zu dramatischen, tränenreichen Aus- oder Zusammenbrüchen führen, die ihre/seine Intervention erforderlich machen, so kommt es erfahrungsgemäß regelmäßig zu solchen Ereignissen.

Geht der/die KursleiterIn/TherapeutIn davon aus, dass die TeilnehmerInnen das Bild im Rahmen einer tiefgehenden Selbsterfahrung so erleben, dass ihre Selbstheilungskraft angeregt wird, so kommt es nur sehr selten zu Situationen, die therapeutische Hilfe im engeren Sinn erforderlich machen.

Die TeilnehmerInnen bekommen einen bereichernden, manchmal auch direkten und drastischen Einblick in ihr Seelenleben, den sie aber selbst integrieren können. TeilnehmerInnen haben ein feines Gespür dafür, was der Rahmen erlaubt (also was die Gruppe trägt) und eine gute unwillkürliche Selbstregulation. Es ist allen klar, dass es um tiefe persönliche Erlebnisse geht, aber nicht um ein weitgehendes Ausagieren. Die Träume und die sinnliche Erfahrung der Welt und unseres Körpers erhellen einerseits das Drama der Existenz mit dem ganzen unbegreiflichen Erleiden des Lebens, stellen aber zugleich eine große Freude und ein unfassbares Glück dar. Die Teilnehmer spüren eine tiefe Zuversicht, dass zugleich mit der Öffnung der Wahrnehmung durch die Inneren Bilder und die Körperarbeit eine Kraft zur Ordnung des Erlebten mitgegeben wird. Dadurch regulieren sich die Prozesse in einer Art, dass in den Erfahrungen ein bestimmtes Maß nicht überschritten wird, zugleich aber auch ein positiver, integrierender Ordnungsprozess die Erfahrung von Anfang an mitgestaltet.

Das hat auch mit dem anderen Aspekt, der Einbettung des Bildes in Körperarbeit zu tun.

2 Die Einbettung des Bildes in die Stunde: Innere Bilder, Archetypen und Körperarbeit

Archetypen und Selbstheilungskräfte

Es hat sich als ausgesprochen günstig erwiesen, die Bilder in eine komplette, multisensorische Erlebniseinheit einzubetten. Die Bilder stehen ja für Grundsituationen des Lebens, die archetypischen Charakter haben. Das heißt, sie existieren unabhängig von der individuellen Erfahrung des Einzelnen. Was sich bis jetzt wie eine philosophische Darstellung von abstraktem Interesse anhört, ist jedoch von ganz praktischer Bedeutung: Die Idee des Archetypus hat etwas Tröstliches. Sie bedeutet nichts anderes, als dass die universellen Ideen, die vor der individuellen Erfahrung des Einzelnen in der Welt existieren, im kollektiven Unbewussten aller Menschen bildsymbolisch repräsentiert, d.h., uns quasi mitgegeben sind:

Grundlegende Lebenssituationen scheinen sich von der allgemeinen Bildsymbolik (nicht der individuellen Ausgestaltung) her in allen Menschen ähnlich oder gleich darzustellen.

Das legt nahe, dass in jedem Menschen auch eine entsprechende Fähigkeit vorhanden ist, mit einem Thema oder Problem zurechtzukommen. Wir könnten die Konstruktion des Archetypus also als Klammer zwischen Innen und Außen, zwischen Mensch und Welt auffassen, als etwas, was als idealtypische Gestalt die Welt in der Psyche repräsentiert, so dass diese sie begreifen und mit ihr umgehen kann.

Es käme dann darauf an, diese grundlegenden Lebensthemen (die die Archetypen darstellen) so anzusprechen, dass das sorgende und planende Ego nicht sofort in einer Art und Weise eingeschaltet wird, die die Dinge unnötig verkomplizieren würde.

Körperarbeit als spezifische körpersymbolische Anregung

Meiner Erfahrung nach ist dafür eine Einbettung des Bildes in Übungen, die mit dem Thema auf verschiedenen körperlich/sinnlichen Ebenen zu tun haben, ausgesprochen hilfreich. Damit meine ich insbesondere Übungen, die das Bildthema direkt körperlich erlebbar machen.

Sie ermöglichen eine intensive, multisensorische Anregung des entsprechenden psychischen Feldes und sollten dem eigentlichen Bilderleben vorrausgehen. Die Körperarbeit steht dann nicht mehr nur für sich, sondern die Übungen werden unter einer bestimmten Thematik »körpersymbolisch« geordnet.

Dadurch wird eine Einbettung der Information, die durch das Bild kommt, angeregt, die positive Entwicklungen nahelegt und von einer bestimmten Zuversicht kündet, vorwärts zu gehen und die Lösung in sich zu tragen. Ich werde deshalb nach der Darstellung des Bildes zuerst das Lebensthema, für das das Bild steht, benennen und in seiner allgemeinen Bedeutung besprechen. Zu diesem Thema werden dann Übungen aus ganz unterschiedlichen Bereichen, die das Thema erfahrbar machen, vorgestellt.

Die heilsame Wirkung von Körperarbeit allgemein

Jenseits der hier vorgestellten speziellen »körpersymbolischen« Stundenkonstruktion erzeugt es nicht nur ein tiefes, beglückendes Gefühl, den Atem, das Skelett, die Muskeln, die Innenräume, die Haut, die Möglichkeiten der sinnlichen Wahrnehmung, sowie die unwillkürliche Organisation von Stehen, Gehen und anderen Grundbewegungsarten zu erfahren.

Eine solche Körpererfahrung stellt meiner Ansicht nach sogar eine bestimmte Notwendigkeit dar, die viele Gedanken relativiert, die Gefühle befreit und hilft, Wesentliches von Unwesentlichem zu unterscheiden. Auch andere Inhalte des persönlichen und sozialen Lernens, die allgemein im Alltagsleben von Bedeutung sind, werden so vermittelt. Körperarbeit hilft, ein intensives, positives Gefühl von Kraft, Harmonie, ja von Glück herzustellen. In schwierigen Situationen nimmt es Konflikten die Schärfe und es entsteht ein tröstliches, versöhnliches Gefühl.

Zu jedem Bild werde ich deshalb nach dem Diskurs zur Philosophie des Themas das Gebiet und die Ansätze, aus denen die Körperübungen zu den jeweiligen Themen stammen darstellen.

3 Die Art und Weise der Bildinduktion: Formulierung der Inneren Bilder

Die Bedeutung der Körperarbeit im Rahmen dieses Konzeptes geht jedoch noch darüber hinaus. Sie liegt, wie weiter oben beschrieben, in ihrer Verquickung mit den Inneren Bildern. Durch die »körpersymbolische« Gliederung der Körpererfahrungsübungen auf ein Traumbild hin wird eine positiv/konstruktive Verarbeitung Innerer Bilder angeregt, und durch den Bezug auf die Archetypen kann eine besondere Heilkraft entstehen.

Die Kombination körperlich/sinnlicher Erfahrung mit Traumbildern hilft, Unbewusstes und Bewusstes auf der Basis stabiler archetypischer Gestalten in Kontakt zu bringen.

Dieser wachstumsfördernde Aspekt der Körperarbeit ist jedoch auf eine innige Abstimmung mit dem Inneren Bild und eine kenntnisreiche Verknüpfung in der Bildinduktion angewiesen. Den kritischen Punkt bildet somit – neben der »körpersymbolischen« Anordnungen der Übungen – die Art und Weise, in der das Bild eingeführt wird. Ablauf und Details der Ansprache sind wichtig. Erst der Wortlaut der Entspannung bindet das Bild über die Körperfühlübung[2] an die Körpererfahrung der jeweiligen Stunde an.

Erst das schafft die erwähnte versöhnliche Ganzheit, indem es eine kondensierte Erfahrung von Erlebnissen (wie zum Beispiel Vereinigung/Trennung) ermöglicht, die thematisch zusammengehören, aber über längere Zeiträume im Leben verteilt waren. Ihre Erfahrung wird auf allgemeine archetypische Bilder hin orientiert und kann sich so stimmiger im Sinne einer guten Gestalt ordnen. Das ermöglicht es, unvollständige, unerledigte Dinge abzuschließen und zu verarbeiten, was so wichtig für die psychische Balance ist und die Selbstheilungskräfte ganz allgemein stärkt.

Die Einführung jedes Bildes wird daher vollständig in wörtlicher Rede dargestellt und in ihren sensiblen Bereichen ausführlich kommentiert. Ich habe dabei bewusst keine literarisch glanzvollen Formulierungen, sondern eine Art Alltagssprache gewählt, die sich als günstig erwiesen hat, weil sie die TräumerInnen direkt und ohne Umschweife anspricht.

— So verwende ich nur den Indikativ, fast nie Konjunktivformen, (also immer »du kannst ...« an Stelle von »du könntest ...«) und gewöhnlich Präsenz. In der leichten Trance der Fremdentspannung scheint bei komplexen grammatikalischen Konstruktionen das »Ich« stärker bewusst nachdenkend zu reagieren.

— Auch die oft benutzte Wendung »Guck mal, ob ...« gehört in diese Kategorie sprachlicher Schlichtheit. »Guck mal, ob ...« ist »Jargon«, hat aber genau den Status von Beiläufigkeit, der das Kunststück ermöglicht, die Aufmerksamkeit der TräumerInnen auf bestimmte Bereiche der Körperwahrnehmung zu lenken, ohne die bewusste Reflexion und Achtsamkeit einzuschalten.

Will man sich also mit dem Thema »Archetypen, Innere Bilder und Körpersymbolik« in dieser Verquickung von Traum- und Körperarbeit praktisch beschäftigen, ist es wichtig,

— den Wortlaut der Körperfühlübung/Fremdentspannung,
— die Reihenfolge von Körperfühlübung, Bildeinführung, Ausklang etc. und
— die Überleitungen zwischen den verschiedenen Bereichen

schriftlich vorliegen zu haben. So wird es für alle interessierten LeserInnen möglich, die Idee und das Konzept von »Archetypen, Innere Bilder und Körpersymbolik«

2 Mit Körperfühlübung ist die konkrete Ansprache bestimmter Körperteile oder -systeme in der Entspannung gemeint.
Das soll sowohl noch tiefer in die Entspannung führen, als auch diese Körperteile oder -systeme (wie zum Beispiel die Auflage des Beckens oder den Ausatem) stärker in das Bewusstsein holen.

nicht nur zu begreifen, sondern Schritt für Schritt nachzuvollziehen und sich weitgehend anzueignen.

Der Sinn einer so genauen Darstellung kann trotzdem nicht darin liegen, dass interessierte LeserInnen die Bildinduktionen wörtlich ablesen.[3]

Es ist immer nötig, eine eigene Version zu finden. Dafür muss man aber die Prinzipien zu begreifen, nach denen die Komposition von körpersymbolischer Vorbereitung und traumbildartigem Erleben und Verarbeiten funktioniert.

Deshalb und weil sich viele Details nicht selbst erklären und ohne Kenntnis der dahinterstehenden Prinzipien beiläufig scheinen, habe ich im Kommentar die kritischen Stellen besonders hervorgehoben. Sie sind mit einer Nummer in Klammern versehen, z.B. (4), und werden im Kommentar unter der entsprechenden Ziffer als ad (4) in ihrem »Wie« und »Warum« erklärt.

An manchen Stellen muss eine kleine Pause gelassen werden, damit die TräumerInnen Zeit genug für Ihre Empfindungen haben. Diese Stellen sind durch drei Pünktchen, »...« gekennzeichnet.

Bei den Bildvorstellungen sind längere Pausen angebracht. Dort habe ich »Pause« ausgeschrieben.

3 Ich möchte darauf hinweisen, dass die Anwendung dieser und ähnlicher Konzepte natürlich immer das handwerkliche Wissen in allen Einzelbereichen (hier Philosophie, Psychologie, Körperarbeit, Katathymes Bilderleben) voraussetzt.

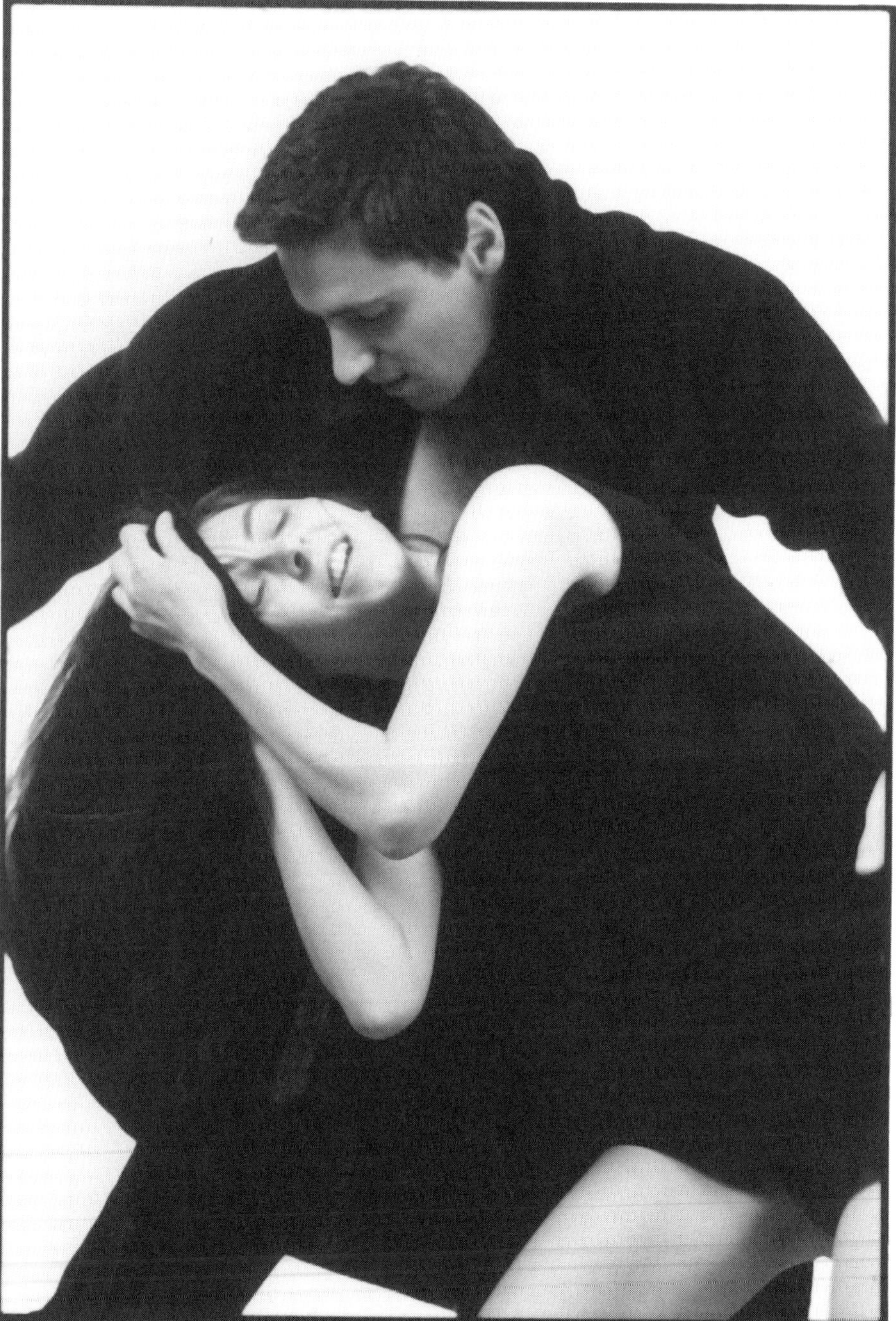

Bild 1
Felskuppe, Sand, Daunenfedern
Thema: Getragen und Geborgen sein
Der Wortlaut der Entspannung und des Inneren Bildes

Körperfühlübung: Auflage, Haut als Umhüllung

Lege Dich bequem und entspannt hin, guck, dass alles so liegt, wie es soll! Möchtest du noch etwas verändern? Stelle dich ganz auf Entspannung ein, überlasse dich dem Gefühl, dich vom Boden tragen zu lassen, und fühl, mit welchen Stellen des Körpers du auf dem Boden aufliegst. Fühl, wieviel von deinem Rücken auf dem Boden liegt und wie sicher und ruhig du aufliegst; stell Dir vor, wie groß die Fläche ist, die du auf dem Boden bedeckst, und lasse Dich einfach ganz tragen; schau, wie schön das ist, wenn du überhaupt nichts tun musst und der Boden dich ganz von selbst und sicher trägt. Die Schwerkraft der Erde zieht dich fest und sicher an den Boden, und du kannst dich einfach tragen lassen.

Pause

Geh jetzt mit deiner Aufmerksamkeit zum Becken. Das Becken ist ein zentraler Teil für die Statik des Körpers; fühl, wie angenehm es ist, dass das Becken vom Boden getragen wird; stell dir vor, das Becken ist wie Honig, der auf den Boden tropft und sich ein bisschen anschmiegt, ausdehnt und ein angenehmes Gefühl von Verbindung mit dem Boden schafft. Fühl die ganze Länge deiner Beine, egal ob du sie anstellst oder ausstreckst, aber fühl, wie der Boden deine Beine trägt. Spür den leichten Druck auf die Fersen, die Füße fallen locker nach außen. Fühl die angenehme Wärme an den Füßen.

Pause

Geh dann mit der Aufmerksamkeit hoch zum Schultergürtel. Fühl den leichten Druck, mit dem die Schulterblätter auf dem Boden aufliegen. Fühl das Gewicht deines Kopfes, und spür, wie in diesem Dreieck zwischen Schulterblättern und Kopf immer mehr Wärme und Entspannung entsteht. Geh dann mit der Aufmerksamkeit zu den Armen, fühl die Länge der Arme, den leichten Druck auf die Ellenbogen und die Auflage der Hände. Guck, wo die Hände den Boden berühren und fühl, wie die Arme vom Boden getragen werden.

Pause

Fühl dann, wie dein Atem von selbst ein- und ausfließt und die Entspannung mit jedem Ausatmen immer tiefer wird. Geh dann mit deiner Aufmerksamkeit zu deinen Nasenlöchern und zu deiner Oberlippe, und konzentriere dich für eine kurze Zeit nur darauf, wie sich dieser kleine Unterschied beim Ein- und Ausatmen an den Nasenlöchern und auf der Oberlippe anfühlt. (1)

Pause

Bildinduktion: Felskuppe

Geh jetzt mit der Aufmerksamkeit noch einmal zu der Fläche, die dein Körper am Boden bedeckt, und stell dir vor, du liegst auf einem Felsen – einem rötlichen warmen Felsgestein – fest auf, und zu beiden Seiten und an den Kopf- und Fußenden geht es in Täler herunter; das heißt, du liegst auf einem ganz kleinen Plateau, und du liegst fest, sicher und ruhig auf diesem warmen Felsgestein, und zu allen Seiten fällt es leicht ab in Täler.

Pause

Jetzt werden diese Täler aufgefüllt mit warmem feinkörnigen Sand; dieser Sand füllt die Täler rings um das Plateau, auf dem du liegst, langsam auf, so dass du hinterher wie auf einer ebenen Fläche liegst, und es kommt sogar noch etwas mehr Sand, so dass der Sand bis zu deinen Seiten geht, aber auch nicht höher. Der Sand ist genauso hoch, dass er den gesamten Körper umgibt. Du liegst also auf diesem warmen Felsen und bist an den Seiten fest umgeben von diesem warmen Sand, also um die Beine herum, ... an beiden Flanken, ... um die Arme herum, in den Achselhöhlen, ... auf den Schultern ... und an den Seiten des Kopfes und auch oben am Scheitel.

Pause

Als Letztes regnet es warme, flauschige Daunen vom Himmel, so dass auf dir ganz viele Daunenfedern liegen. Die sind ganz leicht, weich und warm. Bei jedem Ausatmen von dir fliegen sie ein wenig hoch und schweben dann leicht, sanft und langsam wieder auf dich herab. (2)

Pause

Rückführung

Um das Ganze ausklingen zu lassen, spiele ich noch eine Musik ein.

Vangelis

Gib dich einfach ganz deiner Phantasie, deinem Gefühl hin; guck, ob sich irgendwo wieder Spannungen eingeschlichen haben. Lass die dann ganz einfach in den Boden abfließen; lasse dich noch einmal tragen!

Vangelis

Lass das Bild jetzt in dir ruhen; konzentriere dich wieder ganz auf den Körper, die Entspannung und auf diesen Raum, und bereite dich langsam und in deinem Tempo darauf vor, wieder aus der Entspannung in deinen normalen Spannungszustand zurückzukehren. Fang langsam und vorsichtig an, ein paar kleine Bewegungen – vielleicht mit Fingern und Füßen – zu machen, so dass sich der Blutdruck wieder auf das normale Level einstellt. Fühl, wie der Atem wieder tiefer wird und das Herz wieder kräftiger schlägt. Komm dann in deinem Tempo – ganz gemütlich und entspannt – langsam dazu, dass du die normale Balance der Aufmerksamkeit zwischen Innen und Außen wiedererlangst. Wenn du soweit bist, dreh dich auf die Seite, oder richte dich auf! Mach das aber in deinem eigenen Tempo, wir haben dafür genug Zeit. (3)

Kommentar: Philosophie, Archetypen, psychologische Bedeutung

Das Bild von der Felskuppe gehört nicht zu den klassischen Bildern des Katathymen Bilderlebens oder der Oberstufe des Autogenen Trainings.

In gewisser Weise ist es eher ein technisches Bild. Das heißt, es hat keine übertragene Bedeutung in dem Sinne, dass die Ausgestaltung des Bildes eine bestimmte Deutung nahelegen würde.

Es bezieht sich auch nicht auf einen Archetypus.

Es ist vielmehr so, dass in meinem Ansatz, Innere Bilder für die Selbsterfahrung zu nutzen, das Vertrauen, die Fähigkeit, loszulassen und sich vom Boden tragen zu lassen, eine zentrale Voraussetzung der Arbeit darstellen.

Dieses Bild drückt aus, dass für den ganzen Körper gesorgt ist, dass er auf sicherem Grund getragen wird, von allen Seiten durch anschmiegsamen festen Sand umgeben und gehalten und der Oberfläche durch die gewichtlose Berührung der Federn geschmeichelt wird. Natürlich können sich auch in diesem Bild übertragene Bedeutungen ausdrücken: Fehlt einem Menschen das Urvertrauen, so kann er – trotz des Hinweises auf sanft abfallende Täler – um sich herum Abgründe wähnen und sich unsicher auf dem Untergrund fühlen. Fühlt jemand sich schnell eingeengt, so kann es bei der Vorstellung, an den Seiten von Sand umgeben oder oben von Daunen bedeckt zu sein, zu einem unangenehmen Gefühl der Einengung kommen.

Der fundamentale Sinn dieses Bildes liegt aber einfach in sich selbst. Es wirkt auf die große Anzahl aller TräumerInnen sehr entspannend und beruhigend, gibt eine tiefe Sicherheit und bereitet die Fähigkeit vor, sich auch in den anderen Bildern tragen zu lassen.

Allgemeine positive Einbindung durch Körpererfahrung und Empfindungsschulung

Die Körperarbeit, die auf dieses Bild vorbereitet, ist die gleiche, wie für das Bild »Baum«. Das Bild »Felskuppe« wird von mir immer als erster Teil einer zwei- bis dreiteiligen Reihe über Konstanz, Bodenkontakt und Verwurzelung benutzt. Das Bild des Baumes kommt dann in der zweiten und oder dritten Stunde vor.

Sinnvoll als Vorbereitung sind alle Übungen, die den unteren Raum lösen, die direkt am Bodenkontakt arbeiten und – speziell für dieses Bild – den Rücken und seine Auflageflächen sensibilisieren.

Dafür eignen sich Massagen der Beine, der Füße und des Rückens, Eutonie für den Bodenkontakt, die Aufrichtung und den Transport, Übungen aus Sensory Awareness und Dore Jacobs Arbeit zum Gehen und Stehen, aber Feldenkrais, Body Mind Centering, Tanz, Pantomime und Schauspiel, soweit sie thematisch mit dem Rücken, dem unteren Raum und Bodenkontakt zu tun haben.

Kommentar zum Wortlaut der Fremdentspannung und des Bildes:

Ad (1)
Ich gehe ruhig und ausführlich das allgemeine Gefühl für die Auflage von Becken und Beinen, Schultergürtel, Armen und Kopf sowie den Atem durch. Damit werden für die Entspannung wesentliche Ankerpunkte der Selbstwahrnehmung angesprochen.

Ad (2)
Es ist wichtig, dass das Plateau, auf dem der/die TräumerIn liegt, begrenzt ist, ohne dass der Eindruck entstünde, es sei eng und fiele steil ab. Die Vorstellung eines begrenzten Plateaus verstärkt bei den meisten das Gefühl einer tiefen Schwere und sicheren Auflage mehr, als die Vorstellung einer unbegrenzten Fläche.

Auch ist es wichtig, zu erwähnen, dass der Sand nur genau die Höhe der Seiten erreicht, so dass nicht der Eindruck entstehen kann, zugedeckt zu werden. Würde der Sand höher steigen, würden sich die TräumerInnen teilweise eingeengt oder bedrängt fühlen. So aber entsteht einfach ein Gefühl von Sicherheit. Die Daunenfedern sind unverfänglich. Indem ich die Vorstellung einführe, sie flögen beim Ausatmen auf, betone ich eigentlich nur, dass sie tatsächlich so leicht sind, wie man es sich vorstellt.

Ad (3)
Für die Rückführung in den normalen Spannungszustand schließe ich das Bild ab, indem ich den TräumerInnen vorschlage, es in sich zu bewahren. Durch die Vorstellung, das Bild in sich zu behalten, wird eine Haftung an den Eindruck verhindert, weil es ja nicht um ein Abschied nehmen (mit der Gegenreaktionen des Festhaltens), sondern ein In – Sich – Aufnehmen geht. Die TräumerInnen lösen sich leicht und stellen sich auf den Körper ein. Dabei finde ich es schön, anzusprechen, dass sich Spannungen gebildet haben können, die man in den Boden abfließen lassen kann. Dadurch werden eventuelle körperliche Reaktionen bewusst, und nach meiner Erfahrung gelingt es leicht, diese durch den Bodenkontakt zu lösen. Schließlich kommt der Zeitpunkt, an dem die körperliche Aktivität wieder angeregt werden soll. Hier gehe ich so vor, dass eine indirekte Anregung (Blutdruck, Muskelspannung und Atmung reagieren gewöhnlich schon auf kleine, periphere Bewegungen) der direkten Ansprache vorausgeht. Bliebe nur noch zu beachten, dass jedeR die Zeit bekommt, die er/sie braucht, um in den normalen Spannungszustand zurückzukommen.

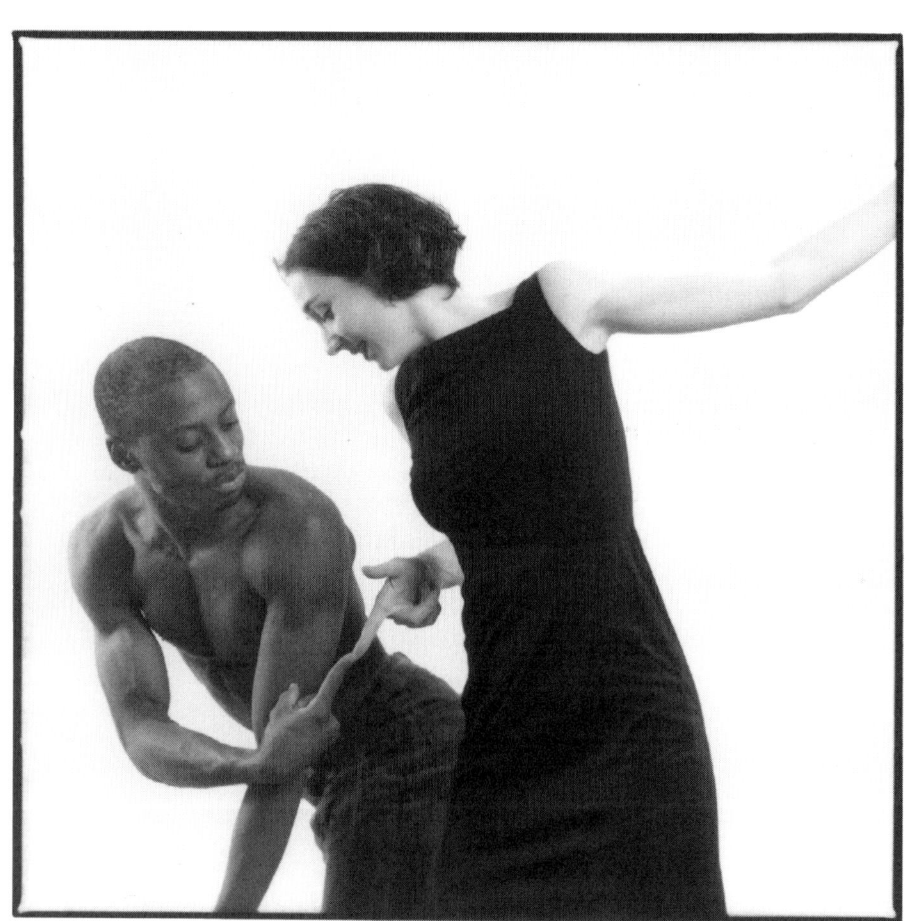

Bild 2
Der Baum und die Jahreszeiten
Thema: Konstanz; organische, kontinuierlich Entwicklung; Lebenskraft

Der Wortlaut der Entspannung und des Inneren Bildes

Körperfühlübung: Auflage, Bodenkontakt und Lösung, »unterer Raum«

Guck, ob du so bequem liegst, ... ob du genug Platz hast, dich nicht beengt fühlst, und überlasse dich ganz der Entspannung. Überlasse dich deinem Gewicht und diesem angenehmen Gefühl von Schwere. Fühl, wie sicher und fest du auf dem Boden aufliegst. Stell dir die ganze Fläche vor, die dein Körper einnimmt. Stell dir vor, diese Fläche ist in einem warmen rot/braun – Ton ausgemalt, und stell dir vor, du sinkst mit jedem Ausatmen fester und schwerer mit einer wohligen Wärme auf diese Fläche. (1)

Pause

Fühl jetzt einmal im Besonderen, wo dein Rücken auf dem Boden aufliegt, ... fühl deine Schultern und den Kopf, ... fühl, wie schwer der Kopf ist und wie angenehm das ist, den Kopf vom Boden tragen zu lassen, und spüre die Entspannung, die auf Hals und Brust entsteht, wenn du Kopf und Schultern so richtig loslässt und vom Boden tragen lässt. (1)

Pause

Fühl auch das Gewicht deiner Arme und die Auflageflächen der Arme. Achte darauf, an welchen Stellen deine Arme und Hände aufliegen, und gib dann das Gewicht von Armen und Händen ganz bewusst an den Untergrund ab. (1)

Pause

Geh dann mit der Aufmerksamkeit zum Becken, ... fühl, wie schwer und ruhig und sicher dein Becken auf dem Boden ruht, fühl die Fläche von Gesäß und Kreuzbein, über die das Becken Bodenkontakt hat, und stell dir vor, das ist eine innige Verbindung zum Boden, ganz fest, warm und entspannt! (1)

Pause

Fühl dann deine Beine, fühl, wie schwer die Beine sind, und fühl die Wärme und Durchblutung der Beine, fühl die Oberschenkel, die Knie; die Knie sind gelöst.

Guck einmal, was von deinen Waden am Boden aufliegt, ... fühl die Wärme und Durchblutung der Fußgelenke und der Knöchel, den leichten Druck auf die Fersen, die Füße fallen locker nach außen, ... und fühl deine Fußsohlen, die Fersen, den weichen Teil deines Mittelfußes, ... die Fußballen und die Zehen, ... fühl die Haut um die Zehen herum und zwischen den Zehen, ... fühl Zehennägel und Zehenspitzen, ... fühl die Innenseiten der Füße und die Außenseiten, und fühl, wie das Blut warm durch deine Füße fließt. (2)

Pause

Bildinduktion: Baum

Geh jetzt mit der Aufmerksamkeit ganz nach innen, zu deiner Phantasie:

Überlass dich einfach dem, was du siehst, wie in einem Traumbild. Es kann auch sein, dass du nichts so richtig deutlich siehst. Guck dann einfach, was du fühlst oder was dir einfällt, mache dir keinen Stress! Alles, was geschieht, ist in Ordnung. (3)

Lass jetzt vor deinem inneren Auge einen Baum entstehen; irgendeinen Baum; – entweder einen, den du schon kennst oder einen, den du noch nie vorher gesehen hast. Lass diesen Baum deutlicher werden, guck ihn dir etwas genauer an, ... wie ist die Gestalt des Baumes, ist er groß oder klein, kräftig oder zart. ... Guck dir den Stamm an und die Wurzeln, ... den Boden, ... stell dir mal vor, wie weit wohl die Wurzeln in die Erde `reingehen, ... und geh dann weiter nach oben! Guck, wie der Baum sich verzweigt und verästelt, guck dir das Grün an, ... und guck auch, was es so für ein Wetter gibt bei deinem Baum.

Wie ist die Stimmung? Und guck auch die Umgebung von dem Baum an, ... wie ist die Landschaft, was gibt es ringsherum? Pflanzen, Bäume oder nichts? (4)

Pause

Und jetzt versetze du dich in den Baum hinein; du bist jetzt dieser Baum und stehst an diesem Platz; immer, tagaus, tagein. Mit diesen Wurzeln ziehst du die Säfte aus der Erde, ... sie fließen aus dem Erdreich in deinen Stamm, und du transportierst sie durch Äste und Zweige bis zu dem Grün, welches dich kleidet und womit du Sonne, Wind und Regen atmest, erfährst und in dich aufnimmst. (5)

Pause

Du stehst in dieser Umgebung, und du stehst da im Sommer, wenn es richtig heiß ist, die Tage ganz lang und hell sind; überall gibt es Tiere: Insekten, Vögel, Kleinvieh und anderes, alles ringsum lebt.

Pause

Und du stehst da auch im Herbst, wenn die Tage kürzer werden, wenn es viel regnet, es dunkel ist und alles sich bunt verfärbt und auf den Winter vorbereitet.

Pause

Und du bist da auch im Winter, wenn es kalt ist, die Tage ganz kurz sind, Schnee fällt; du hältst das alles ganz gut aus.

Pause

Und dann kommt das Frühjahr, und alles wächst und schlägt aus; die Vögel kommen wieder. Alles hat zartes Grün, alles ist in Aufbruchstimmung.

Dann erlebst du wieder die Wärme, den Sommer, und alles geht den ewigen Gang der Jahreszeiten.

Und du bist da, bei jedem Wetter, zu allen Jahreszeiten! (6)

Pause

Überlass dich einfach etwas diesem Bild, diesen Gefühlen, den Gedanken, die du kommen und gehen lässt, ganz von selbst. Ich spiele jetzt etwas Musik dazu ein, und du lässt dich in dem Bild, den Gefühlen und Gedanken, mit der Musik etwas treiben! ...

Pink Floyd

Rückführung

Lass das Bild jetzt schwächer und undeutlicher werden, geh mit deiner Aufmerksamkeit wieder mehr zu deinem Körper.

Guck jetzt, ob sich irgendwo in dir Spannungen gebildet haben, und entschließe dich, die einfach in den Boden abfließen zu lassen, dich tragen zu lassen. Fühl noch einmal die Auflagefläche, mit der du fest und sicher auf dem Boden liegst. Erinnere dich auch, wie das mit diesem Baum war, wie deine Gefühle waren, in welche Stimmung dich das gebracht hat; und lasse dann dieses Bild in dir ruhen!

Achte jetzt bewusst darauf, wie du hier in diesem Raum liegst, was du wahrnehmen kannst von der Außenwelt; und bereite dich dann darauf vor, aus dem Zustand der Entspannung wieder in deinen normalen Spannungszustand zurückzukehren.

Fühl, wie der Atem wieder tiefer wird, das Herz wieder kräftiger schlägt und auch der Blutdruck sich wieder mehr auf Aktivität einstellt.

Pause

Du kannst jetzt anfangen, dich etwas zu recken und zu strecken und kleine Bewegungen zu machen, so dass du frisch und entspannt aus dieser Übung in den Tag gehen kannst.

Mach das in deinem Tempo. Ich lasse die Musik noch etwas laufen. Lass dir die Zeit, die du brauchst, um wieder in deinen normalen Spannungs- und Aufmerksamkeitszustand zurückzukommen.

Pink Floyd

Kommentar: Philosophie, Archetypen, psychologische Bedeutung

Das Bild des Baumes in den Jahreszeiten ist ein klassisches Bild aus dem Katathymen Bilderleben und der Oberstufe des Autogenen Trainings.

Es symbolisiert den Zugang eines Menschen zur Vitalkraft, der Energie der Erde, der Sicherheit im Leben.

Ein gesunder Baum mit kräftigen Wurzeln drückt viel aus von dem Grundgefühl, getragen zu sein, sich nicht ununterbrochen bemühen zu müssen, sondern darauf vertrauen zu können, dass die Dinge sich richten, dass es eine Lösung gibt, dass man sich auf dem richtigen Gleis befindet.

Er steht für ein Grundgefühl von Kontinuität, von sinnvoller, organischer Entwicklung im eigenen Leben.

Er steht auch für die Einstellung, seinen Platz im Leben zu haben und für ein Beharrungsvermögen, ein Gefühl, da richtig zu sein, wo man ist.

Mangelt es einem Menschen umgekehrt an Vitalkraft und er hat das Gefühl, allgemein nicht zurecht zu kommen, drückt sich das als bewusste und unbewusste Sichtweise oft direkt in diesem Bild aus: »Entwurzelt« zu sein, nicht zu wissen, wo man hingehört und für die Wechselfälle des Lebens nicht gewappnet zu sein oder das eigene Leben als mehr oder weniger beliebige Kettung von Zufällen zu empfinden, kann sich in einem Baum mit schwachen oder ohne Wurzeln, mit verdorrten oder gebrochenen Ästen ausdrücken oder in Problemen bei dem Wechsel der Jahreszeiten. Es gibt dann Bäume, die äußerst unglücklich stehen oder gar gefällt oder von Stürmen umgerissen werden.

Allgemeine positive Einbindung durch Körpererfahrung und Empfindungsschulung

Für diese Einheit mit dem Bild »Baum« ist die Arbeit am Bodenkontakt von großer Bedeutung.

Günstig sind Übungen aus Eutonie, Fuß- und Beinmassagen, Chiropraktik, Sensory Awareness und Ähnliches, durch die Verspannungen der unteren Extremitäten gelöst werden, sowie Energieübungen aus allen Bereichen von Bioenergetik bis zu afrikanischem Tanz, die den Kontakt zur Erde herstellen und stärken.

Dieses Setting führt dazu, dass die TeilnehmerInnen nicht unvorbereitet in das Bild gehen. Sie haben vielmehr bereits eine Erfahrung der Kraft, der Erde, die sie trägt. Selbst wenn das eigene Leben vielleicht nicht gerade von einer organischen Entwicklung geprägt ist, sondern zerrissen und wie von bösen Zufällen bestimmt scheint, gibt es dieses ungemein tröstende Erlebnis, dass der Boden trägt, dass es möglich ist, in sich diese Kraft des Aufbaus über die Füße, die Beine und das Becken zu spüren, welche wie eine Verwurzelung mit der Erdenergie ein Gefühl unerschöpflicher Vitalkraft und sexueller Energie geben kann.

Dadurch stellt sich auch ein schwieriges Bild positiver dar, es wird (auch von Menschen in schwierigen Situationen) vor dem Background gesehen, dass die Möglichkeit von organischem Wachstum und Sinn auch in ihnen angelegt ist. Die konkrete Ausgestaltung des Bildes wird dadurch positiver sein.

Kommentar zum Wortlaut der Fremdentspannung und des Bildes:

Ad (1)
Es ist wichtig, schon in der Einführungsphase der Fremdentspannung über die Körperfühlübungen einen möglichst intensiven Bodenkontakt herzustellen. Zusammen mit den vorbereitenden Körperübungen hilft das, ein Grundvertrauen aufzubauen, in dem das Bild konstruktiv und positiv erlebt werden kann.

Ad (2)
Zum Bodenkontakt gehören besonders die Füße, die Körperteile, die körpersymbolisch zentral für den Kontakt zum Boden sind. In der Fremdentspannung sollte also viel Wert auf Becken, Beine und besonders eine detaillierte Einfühlung in die Füße gelegt werden.

Ad (3)
Es ist immer wieder wichtig, darauf hinzuweisen, dass das Erleben der Bilder unterschiedlich sein kann. Viele TeilnehmerInnen bringen sich bereits dadurch in Stress, dass sie kein klares Bild sehen oder überhaupt mehr fühlen und über Assoziationen wahrnehmen, als konkret sehen können.

Das ist alles in Ordnung. Manche Menschen brauchen länger, um klare Bilder zu sehen. Manche Menschen sind auch einfach nicht so sehr optisch/visuelle Typen. Sie haben andere sensorische Kanäle, über die sich Eindrücke abbilden.

Ich halte es für sehr wichtig, ruhig öfter darauf hinzuweisen, denn die Anleitung ist optisch/visuell und sehr schnell entsteht ein gewisser innerer Druck zu klaren Bildern.

Ad (4)
Der Baum sollte in aller Ruhe beschrieben werden, ohne ihn im Detail festzulegen. Die TeilnehmerInnen sollen die Möglichkeit haben, ihr Bild konkreter werden zu lassen, ohne dass sie auf bestimmte Dinge von außen festgelegt würden. Dabei werden auch etwas eigentümliche Formulierungen in Kauf genommen, wie »Grün«. Anders kann man nicht sowohl Blätter, als auch Nadeln ansprechen.

Es ist aber auch interessant, das Augenmerk etwas auf die Atmosphäre zu lenken. Die sagt manchmal mehr aus, als der Baum an sich.

Ad (5)
Erst nachdem die TeilnehmerInnen die Gelegenheit hatten, ihren Baum in aller Ruhe wahrzunehmen, wird die Identifikation angesprochen.

Dadurch, dass der Baum erst unabhängig vom/n dem/r BetrachterIn gesehen werden kann, können sich scheinbar zufällige Details ausprägen, die bei direkter Identifikation eher unter dem Filter der Eigenwahrnehmung zensiert worden wären.

Ich gehe in dieser Phase auch etwas betonter auf die Übertragungs- und symbolische Ebene und spreche Zusammenhänge direkter an.

Ad (6)
Es ist gut, nicht mit dem Winter anzufangen und vor allem nicht mit dem Winter aufzuhören. Der Raum sollte nicht zu kühl sein, die TeilnehmerInnen sollten Decken haben.

Sonst wäre es möglich, dass Menschen mit niedrigem Blutdruck oder einem Gefühl von schwacher Vitalität bei dem Bild eines kalten, als feindlich empfundenen Winters tatsächlich frieren, was immer ein negatives Licht auf das gesamte Bilderleben wirft.

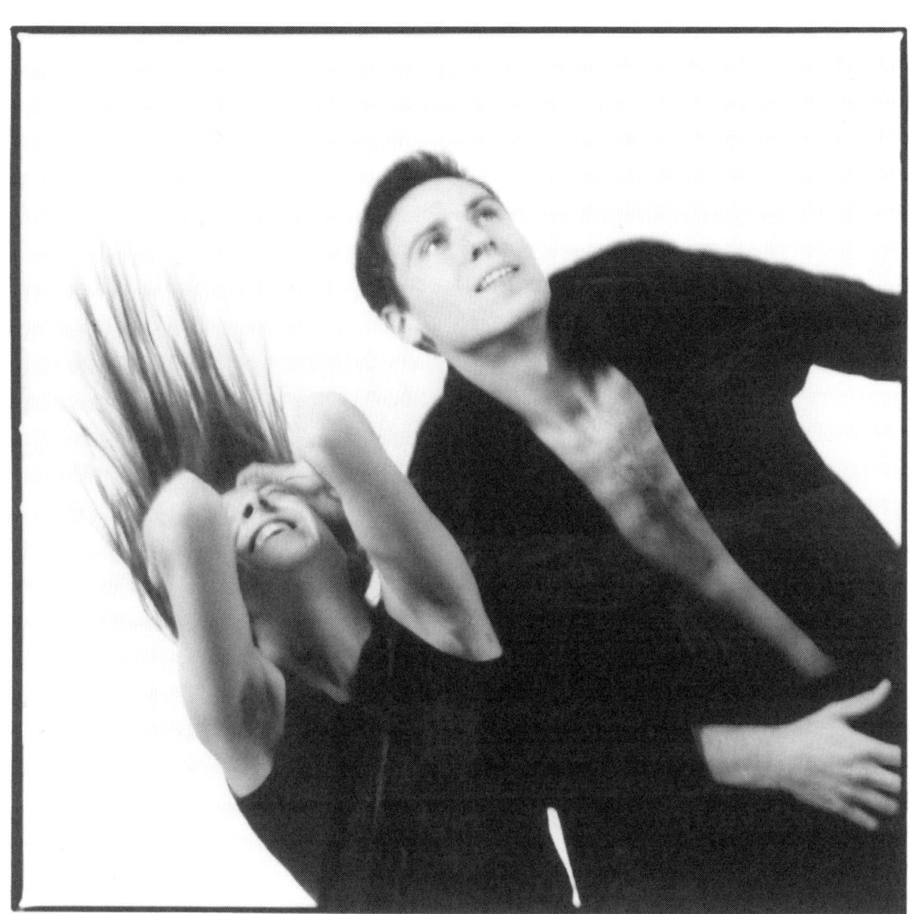

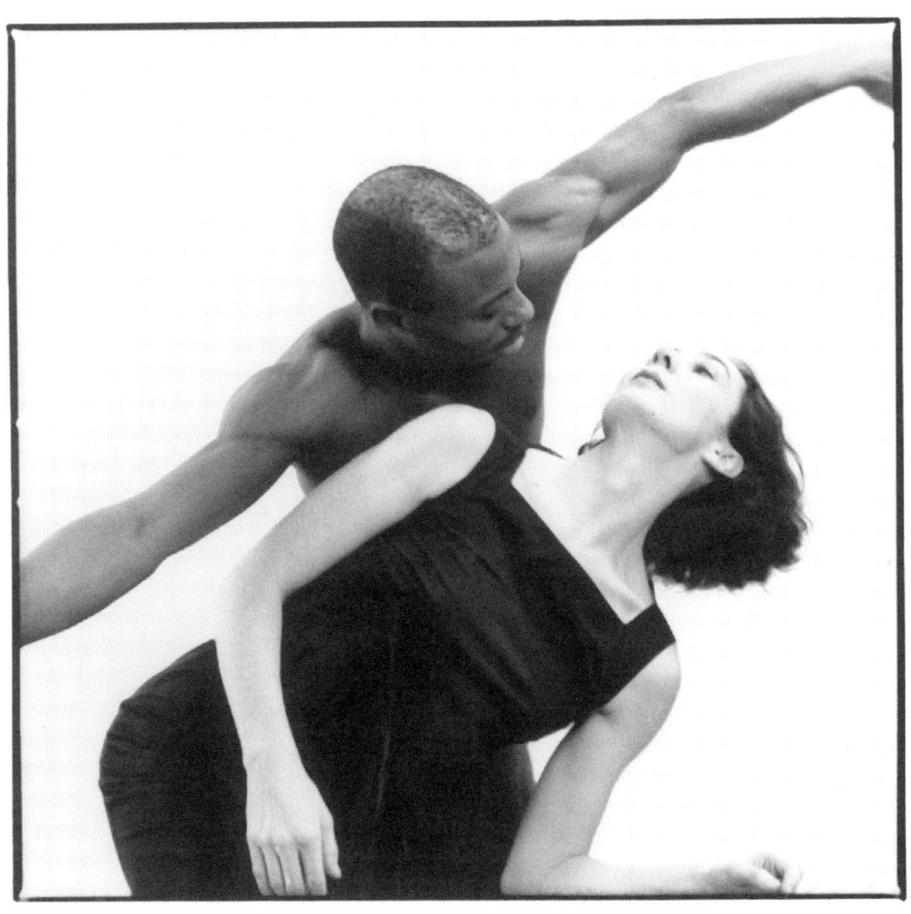

Bild 3
Fliegen
Thema: Unabhängigkeit, Freiheit, Spiritualität

Der Wortlaut der Entspannung und des Inneren Bildes

Körperfühlübung: Auflage, Atem und Awareness »oberer Raum«

Achte darauf, dass du bequem liegst, und guck, ob du noch etwas an deiner Position verändern willst. Wenn du die Beine angezogen hast, schau, ob du sie auch ausstrecken kannst, ohne dass du Probleme mit deinen Nachbarn bekommst. Hebe jetzt die Arme etwas an; nur soweit, dass sie etwa eine Handbreit über dem Boden sind, und lege sie dann bewusst so ab, dass sie gut liegen, dass du die Auflageflächen gut spüren kannst, dass alles in Ordnung ist! (1)

Pause

Fühl deine Auflage auf dem Boden, ... spür all die Stellen, an denen du auf dem Boden aufliegst!

Und entschließe dich wieder dazu, dein Gewicht an den Boden abzugeben und dich richtig schön tragen zu lassen.

Genieße es, dass du überhaupt nichts dazu beisteuern musst; sondern so, wie du bist, ist das o.k., der Boden trägt dich ganz von selbst; ... fühl noch einmal das Becken, und spüre das Gewicht, die Ruhe und Sicherheit, fühl, wo das Becken auf dem Boden aufliegt; ... geh dann weiter runter – die Beine entlang in Richtung Füße – fühl das Gewicht der Beine, die Wärme und Durchblutung der Oberschenkelmuskulatur, die Entspannung der Knie! ...

Fühl den leichten Druck auf die Fersen. Die Füße sind entspannt und warm durchblutet, (1) ... und geh dann noch einmal zum Becken, und stell dir vor, wie deine Wirbelsäule aus dem Becken heraus nach oben geht, fühl die Auflage des Oberkörpers, spüre die Schulterblätter und den Hinterkopf, ... und fühl, wie angenehm das ist, den Kopf und den Oberkörper tragen zu lassen, ... der Nacken ist strömend warm, ... und geh dann mit der Aufmerksamkeit zu dem Übergang »Schultern – Arme«, spüre dein Schultergelenk, spür, wie von vorne die Schlüsselbeinknochen und von hinten – vom Schulterblatt her – die Knochenfortsätze so zusammenlaufen, dass sie dein Schultergelenk bilden! (2) ... Spür die Wärme und die Entspannung in den Schultern, im Schultergelenk, in den Armkugeln! Fühl, wo du deine Ellenbogen spüren kannst, den leichten Druck auf die Ellenbogen; die Oberarmmuskeln, Bizeps und Trizeps sind warm durchblutet, ... und geh dann weiter nach unten, spür deine Unterarme, fühl die Haut um die Unterarme herum und die Durchblutung der Haut um die Unterarme herum. Fühl auch die Wärme in den Handgelenken, ... und fühl die Architektur deiner Hände, dieser wunderbar zusammengefügten Knochen, die die Hand ausmachen, fühl, wo die Hände auf dem Boden aufliegen, und fühl deine Handteller, die Daumenballen, die Handrücken, fühl die Knöchel, ... fühl Finger und Daumen, spüre die Fingerspitzen und die Fingernägel und die Haut zwischen Finger und Daumen! (2)

Pause

Bildinduktion: Fliegen

Fühl, wie der Atem ganz von selbst ein- und ausströmt. Und überlass dich dann deinen inneren Bildern, deiner Phantasie! ... Stell dir vor, du stehst auf einem großen Berg oben auf der Spitze. Du fühlst deine Fußsohlen, und die stehen auf einem felsigen Boden, der Bergkuppe. (3) Vor dir geht es abwärts in ein Tal, weiter weg kannst du andere Berge, noch mehr Täler, Bergspitzen sehen.

Und wenn du deine Arme spürst, sind das jetzt Schwingen, Schwingen, mit denen du fliegen kannst. (3) Es geht ein leichter Wind von unten aus dem Tal hoch. Du spürst den Wind angenehm unter deinen Schwingen, an den Unterseiten der Arme, in den Achselhöhlen, (3) ... und das macht dich zwischendurch ganz leicht, nimmt dein Gewicht immer mal wieder etwas weg, ein wunderbares Gefühl, dass die Luft dich tragen kann, (3) und du lässt deinen Blick schweifen und spürst, dass, wenn du ein paar Schritte nach vorne laufen würdest, du abheben und fliegen könntest. Du könntest schweben und dich über Berge und Täler tragen lassen, ganz einfach und sicher, und es geht ganz von selbst. (4)

Musik von Pink Floyd »Meddle«,
dann nach einer Pause in die Musik gesprochen:

Ich überlasse dich jetzt diesem Gefühl. Du gehst einfach ein paar Schritte nach vorne und lässt den Wind stärker unter deine Flügel greifen. Du fühlst dieses leichte, schwebende Gefühl; (3) ... du bist völlig sicher im Schweben und im Fliegen. Wenn du möchtest, kannst du jederzeit überall landen (4), aber genieße es einfach, zu fliegen, zu schweben, dich von der Luft tragen zu lassen. Überlasse dich einfach diesem Gefühl.

Pause
Musik von Pink Floyd »Meddle« (5)

Guck jetzt einmal, wo du gerade bist! Wie geht es dir, wie fühlst du dich, was ist um dich herum?

Pause

Musik von Pink Floyd »Meddle«

Suche dir einen Platz aus, an dem du landen möchtest, ... und lande dann da an diesem Platz, den du ausgesucht hast! (6)

Musik von Pink Floyd »Meddle« wird langsam ausgeblendet

Rückführung

Lass jetzt das Bild in dir schwächer werden, lasse es mehr in den Hintergrund treten, bis schließlich die Wahrnehmung des Körpers wieder in den Vordergrund tritt.

Behalte das Bild, die Gefühle, Gedanken und Stimmungen vom Fliegen in dir, für dich, und schau, wie du dich körperlich wahrnehmen kannst!

Haben sich irgendwelche Spannungen in dir entwickelt?
Konzentriere dich dann nochmal auf die Entspannung, das Gefühl, sich vom Boden tragen zu lassen! ...

Fühl die Wärme und die Durchblutung, ... und bereite dich dann langsam darauf vor, aus dem Zustand, in dem du jetzt bist, wieder in deinen gewöhnlichen Wach- und Aufmerksamkeitszustand zu kommen und die normale Balance zwischen Innen und Außen wiederzuerlangen.

Fühl dann, wie dein Herz kräftiger schlägt, wie die Muskulatur mehr Spannung aufbaut, der Atem tiefer wird, du mit kleinen Bewegungen beginnst und dich reckst und streckst. Lass dir dann genug Zeit, in einen guten und frischen Zustand zu kommen.

Kommentar: Philosophie, Archetypen, psychologische Bedeutung

Das Bild des Fliegens gehört, wie das Bild des Baumes, zum klassischen Repertoire des Katathymen Bilderlebens und der Oberstufe des Autogenen Trainings.

Es hat (als Urtraum der Menschen) mit dem Wunsch zu tun, sich über die Alltäglichkeit – die Bedingungen und Einengungen des Lebens – erheben zu können und frei zu sein wie ein Vogel.

Damit sind die Themen der Bilder: Freiheit, Unabhängigkeit und Ungebundenheit genannt. Das Erlebnis, in der Entspannung zu schweben, zu fliegen, sich von der Luft tragen zu lassen, steht aber auch für Mut und die Fähigkeit, sich Raum und Übersicht zu verschaffen. Das Fliegen symbolisiert das Vertrauen, sich dem Fluss des Geschehens zu überlassen. Das bildet die Voraussetzung dafür, sich von bekannten Umständen lösen und sich zu Neuem, Unvorhersehbarem, tragen lassen zu können. Zu einem geglückten Vorgang des Fliegens gehört auch die Sicherheit, dann, wenn es nötig ist, eingreifen, steuern, die Richtung ändern, landen oder höher steigen zu können, kurz, sich einem Prozess sowohl überlassen, als auch steuernd eingreifen zu können.

Auch das hat mit der Fähigkeit, loszulassen, mit Unabhängigkeit und Mut zu tun.

Umgekehrt besteht eines der häufigsten Probleme darin, dass jemand gar nicht vom Boden wegkommt, sich nicht lösen kann, in der Situation nicht den Mut oder die Kraft zum Abheben besitzt. Auch eine Unfähigkeit, dem Prozess zu vertrauen, ein Gefühl von Ausgeliefertsein, das Erlebnis von Stürmen und Unwettern, die bedrohlich scheinen, drückt oft eine Angst aus, sich zu überlassen und den Möglichkeiten zu trauen. Das bezieht sich sowohl auf das, was der Gang der Dinge für einen bereit hält, als auch auf die eigene Fähigkeit, steuernd einzugreifen und Situationen zu ändern, wenn sie gefährlich oder unangenehm scheinen.

Allgemeine positive Einbindung durch Körpererfahrung und Empfindungsschulung

Eine gewisse Sicherheit, hier richtig agieren zu können, hat mit der Lösung des oberen Raumes zu tun. Arme, Schultern, Hände und der Hals/Nacken/Kopf – Bereich können mit Übungen aus Eutonie, Atempädagogik, Massage, asiatischen Bewegungsmeditationen, Bewegungstherapie und Chiropraktik gelöst werden. Interessant ist auch die Arbeit mit dem Atem selbst. Die Luft als flüchtiges und Element der Freiheit beeinflusst stark die Bereitschaft, in sich Kontakt zu Unabhängigkeit und Freiheit zu finden.

Auch an dieser Stelle möchte ich darauf hinweisen, dass von der Körperarbeit her ein guter Bodenkontakt die Grundlage für die Fähigkeit bildet, oben loszulassen.

Durch eine sorgfältige Vorarbeit sind die TeilnehmerInnen zugleich sicher und inspiriert, erfüllt von dem Fluidum der Luft, der Freiheit, zugleich tatkräftig und gelöst, bereit, sich zu überlassen.

Es gibt relativ selten Berichte, dass das Fliegen schwierig war. Und auch wenn jemand nicht vom Boden wegkam, wird das aufgehoben in dem positiven Körpergefühl und vor dem Hintergrund einer grundlegenden Fähigkeit zum Loslassen, einer generellen Bereitschaft, zu fliegen und sich tragen zu lassen, gesehen.

Kommentar zum Wortlaut der Fremdentspannung und des Bildes

Ad (1)

Um den oberen Raum lösen zu können, ist es wichtig, erst einen guten Bodenkontakt hergestellt zu haben. Dafür ist vor allem die Reihenfolge der Stunden von Bedeutung. Die Stunde Baum/Verwurzelung/Bodenkontakt sollte – wenn irgend möglich – vor dieser Stunde gemacht worden sein.

Innerhalb dieser Stunde ist es wiederum wichtig, erst in der Fremdentspannung für einen guten Kontakt zum Boden, für eine sichere Auflage und für eine gute Durchblutung und Lösung der unteren Extremitäten zu sorgen. Dann erst ist ein Mensch gewöhnlich innerlich bereit, oben loszulassen. Das bedeutet auch, dass es weniger Probleme mit Angst gibt, die sonst bei dem Thema der Stunde: Unabhängigkeit/Freiheit/Fliegen auftreten könnte.

Ad (2)
In den Körperfühlübungen wird die Aufmerksamkeit besonders auf die oberen Extremitäten gelenkt. Diese sind durch die Körperarbeit schon gut vorbereitet. Jetzt werden sie relativ detailliert angesprochen, so dass die TeilnehmerInnen einen direkten Kontakt zu ihnen aufbauen und ein intensives Gefühl entwickeln können. Das ist wichtig für den Übergang in das Bild, der hier ganz selbstverständlich und organisch sein kann. Fühlen die TeilnehmerInnen durch die Vorarbeit wirklich ihre Arme und Achselhöhlen, können sie sie leicht als Schwingen – als ihre Flügel – empfinden. Fühlen sie ihre Schwingen, so ist es einfach, sich – zusammen mit der Musik – tragen zu lassen und einen guten, organischen Kontakt zum Gefühl des Fliegens zu bekommen.

Ad (3)
Das Fliegen wird immer wieder über die Körperwahrnehmung angesprochen. So gibt es eine Menge Brücken, über die das Körpergefühl, die unterstützende Musik und das Innere Bild so verbunden werden können, dass der Prozess des Fliegens in Gang kommen kann.

Ad (4)
Dabei ist es wichtig, klarzumachen, dass die TräumerInnen die Situation immer bestimmen. Sie können den Prozess steuern und auch durch eine Landung jederzeit aussteigen, wenn sie das Gefühl haben, dass das so richtig für sie ist.

Ad (5)
Der/die KursleiterIn muss nach dem Gefühl entscheiden, wie lang die Musik spielen soll. Auf der Platte wird lautmalerisch nicht nur das Fliegen, sondern nach einiger Zeit ein Unwetter dargestellt.

Wenn man einmal an dieser Stelle ist, kann man nicht schnell ausblenden, sondern muss die Entwicklung des Sturms bis zu schönerem Wetter und dem – allerdings – sehr schönen Ende mit Klarheit und guter, klarer, freundlicher Stimmung nach dem Unwetter abwarten.

Dafür muss die Gruppe etwas Übung mit Inneren Bildern haben und das Ganze sollte abgesprochen sein. Die TeilnehmerInnen müssen bereit sein, eine lange Entspannungs- und Bildphase mitzuerleben und sie sollten unbedingt warm angezogen, bzw. zugedeckt sein.

Mit zunehmender Länge der Entspannungsphase kann es sonst leicht geschehen, dass es – gerade beim Sturm – Menschen kalt wird, und dann kippt gewöhnlich das gesamte Erleben.

Ad (6)
Gerade bei diesem Bild ist es gut, langsam auszublenden und das Fliegen zu beenden, indem der Mensch landet. Sonst kann ein Gefühl, in der Luft zu hängen, zurückbleiben

und ein ansonsten gutes Erlebnis negativ geprägt werden. Es ist wichtig, auch dafür etwas Zeit zu lassen.

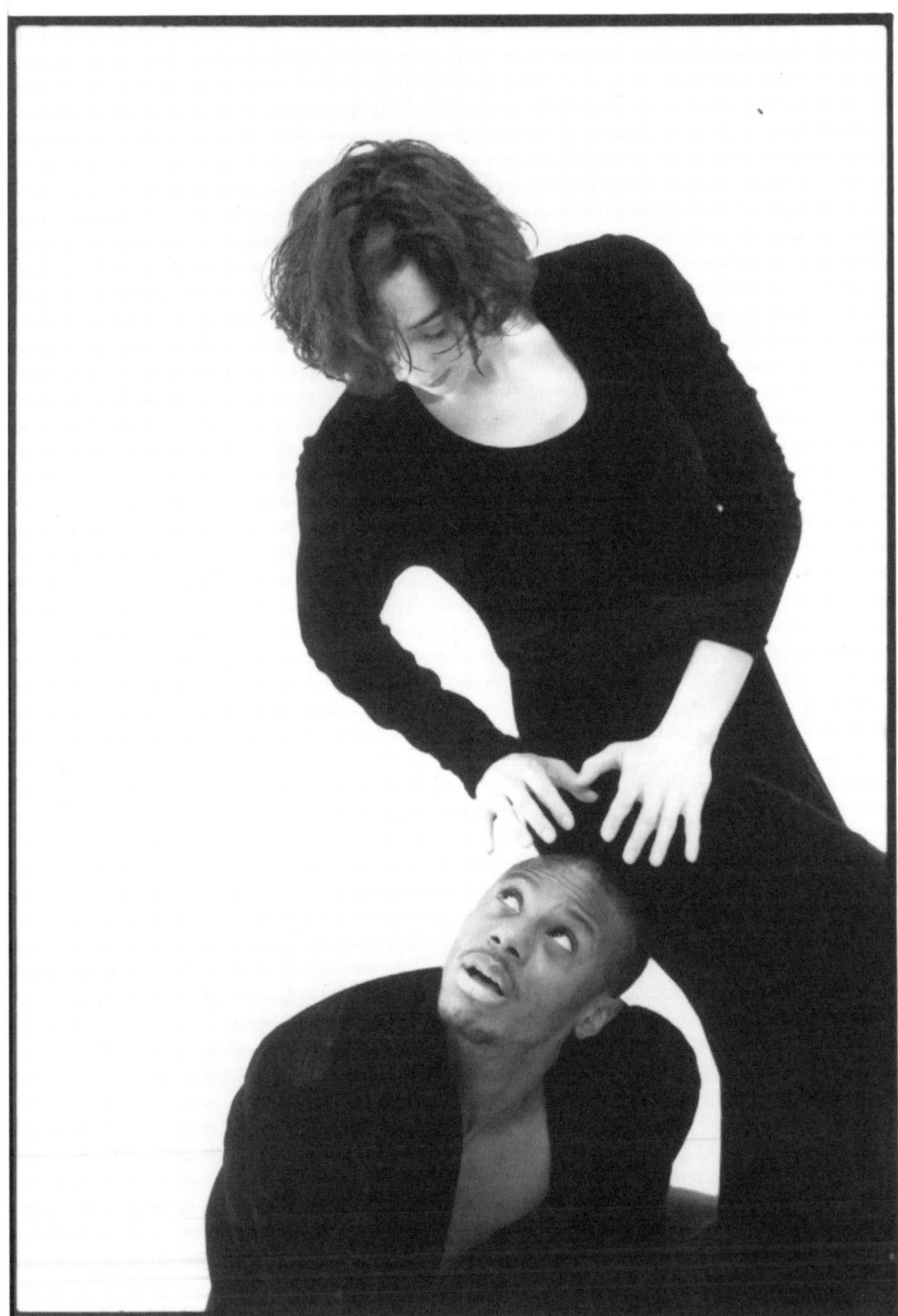

Bild 4
Die Wiese und die Begrenzung
Thema: Ich und Selbst, Struktur im Leben als Halt und Rahmen oder Einengung

Der Wortlaut der Entspannung und des Inneren Bildes

Körperfühlübung: Auflage und Haut

Guck einmal, ob deine Körperteile so auf dem Boden ruhen, dass du wirklich bequem liegst, oder ob du dich irgendwo beengt fühlst, ... und konzentriere dich dann auf die Auflagefläche, mit der du auf dem Boden aufliegst! ... Fühl den Kontakt der Rückseite deines Körpers mit dem Boden, auf dem du ruhst und der dich trägt. Stell dir dann vor, du sinkst mit jedem Ausatmen immer näher zum Boden, ... du wirst immer schwerer und immer entspannter. Und du lässt dich völlig gelassen und ruhig vom Boden tragen; alles geht ganz von selbst. Spüre dann die Auflagefläche vom Becken und des ganzen Rückens; das Becken hat über das Gesäß und das Kreuzbein Bodenkontakt – darauf ruht sein Gewicht. Wenn du weiter nach oben gehst, kommt ja erst der Lendenbereich, und da hebt sich die Wirbelsäule etwas vom Boden ab; stell dir vor, es gibt eine warme Luftbrücke, die dich dort trägt. (1)

Pause

Geh dann noch ein bisschen weiter nach oben, guck, was oben vom Rücken, vom Brustkorb aufliegt. Du kannst dort vor allem den leichten Druck auf die Schulterblätter spüren; fühl die Entspannung, ... geh weiter nach oben, und fühl die Auflage deines Hinterkopfes! Genieße es, dass der Kopf vom Boden getragen wird, ohne dass du irgendetwas dazu tun müsstest. Fühl die Gesichtshaut, die Durchblutung der Gesichtshaut, ... deine Ohren ... und die Kopfhaut mit den Haaren. (1)

Pause

Wenn du jetzt etwas weiter zum Nacken herunter gehst, fühl die Wärme im Nacken und die Haut um den Hals herum, an der Kehle, ... und fühl die Haut auf den Schultern, an den Armkugeln und in den Achselhöhlen; ... spüre die Wärme und Durchblutung der Haut um die Oberarme herum, an den Ellenbogen, und in den Armbeugen, ... fühl die Wärme und Durchblutung der Haut um die Unterarme und am Puls, den Handgelenken, fühl die Handteller, die Handrücken, ... die Haut um die Finger herum und um die Daumen mit den Fingerspitzen und den Fingernägeln und auch die Haut zwischen den Fingern! ... Fühl die ganze Haut um die Arme herum und an den Schultern, fühl dann die Umhüllung des Leibes auf Brust und Bauch, an Flanken und Rücken, das, was dich umgibt; fühl die Wärme und Durchblutung, ... und geh dann weiter nach unten, die Beine herunter, spüre deine Oberschenkel und die Haut um die Oberschenkel herum – die Durchblutung der Haut – fühl die Haut an den Knien, die feste Haut an den Kniescheiben und die zarte Haut in den Kniekehlen, ... fühl die Haut um die Unterschenkel, Waden- und Schienenbeine und um die Knöchel herum, ... gehe zu den Füßen, spüre die Innenseiten, die Außenseiten, die Hornhaut unter den Fersen und die weiche Haut in der Fußmitte, die Hornhaut unter den Fußballen, die Haut an den Innen- und Außenseiten der Füße und an den Fußrücken, ... fühle die Haut um die Zehen herum und zwischen den Zehen, ... an den Zehenspitzen und an den Zehennägeln. (1) ...

Die Haut ist die Hülle, deine Grenze und Kontaktfläche nach außen, die Haut ist strömend warm. (2)

Pause

Bildinduktion: Wiese

Lass jetzt vor deinem inneren Auge – in deiner Phantasie – eine Wiese entstehen, ... irgendeine Wiese, die du schon kennst oder eine ganz neue Wiese, die du noch nie gesehen hast. Was für eine Landschaftsform ist das? Ist die Wiese flach oder hügelig, saftig grün oder eher fahl? Gibt es andere Pflanzen darauf? Wie ist das Wetter, die ganze Stimmung? (3) ...

Die Wiese hat eine Begrenzung. Guck dir mal an, wie die Begrenzung deiner Wiese ist!

Und? Ist die Wiese groß oder klein? (3) ...

Geh jetzt einmal in die Wiese hinein! Identifiziere dich mit der Wiese! Du bist jetzt diese Wiese, die Erde, das Gras! ... Und guck, wie du dich als Wiese fühlst, wie bist du, wie ist das? Und wie findest du diese Begrenzung? Ist das o.k., beschützt sie dich, oder engt sie dich ein? ... Was könntest du zu der Begrenzung sagen? ... Geh dann wieder aus der Wiese heraus, und guck dir das von außen an! Sieht das noch genauso aus wie am Anfang, oder hat es sich verändert? (4)

Pause

Guck dir jetzt die Begrenzung einmal etwas genauer an! Wie sieht die aus? Ist sie eher durchlässig oder unüberwindlich? Aus was für einem Material ist sie gebaut? ... Geh dann in die Begrenzung hinein! Du bist jetzt die Begrenzung, die die Wiese begrenzt! ...

Wie fühlst du dich als Begrenzung? Ist das o.k. für dich, oder findest du das schwierig, oder fühlst du dich so richtig wohl dabei? ...

Wie nimmst du die Wiese wahr? Was könntest du als Begrenzung zu der Wiese sagen? (4)

Pause

Geh jetzt wieder aus der Begrenzung heraus, und guck dir die Wiese und die Begrenzung von außen an! Hat sich da was verändert, oder sieht das noch genauso aus, wie vorher? ...

Und guck zum Schluss mal, ob du in beides reingehen kannst, die Wiese und die Begrenzung! ...

Kannst du Wiese und Begrenzung zusammen sein? (4)

Pause

Rückführung

Guck dir das jetzt noch einmal von außen an! Wie empfindest du die Wiese und die Begrenzung, wie ist die Stimmung, wie sieht das alles aus?

Wie ist das Verhältnis von Wiese und Begrenzung zueinander? ... Geh dann jetzt mehr und mehr aus dem Bild heraus, lasse das alles mehr in den Hintergrund treten, konzentriere dich wieder ganz auf den Körper und die Entspannung, behalte das Bild für dich und in dir, und genieße noch einmal richtig diesen Bodenkontakt! ... Guck, ob sich irgendetwas in deinem Körper verändert hat, ... und lasse dann die Stimmungen, die du unangenehm findest, abfließen! Der Boden – die Erde unter dir – ist groß und nimmt das alles auf.

Du kannst dich mit deinem ganzen Gewicht so richtig gut tragen lassen. Der Atem fließt ganz von selbst ein und aus. ...

Fang jetzt ganz allmählich damit an, aus der Entspannung wieder zurückzukommen!

Der Blutdruck steigt wieder etwas an, die Muskelspannung nimmt zu, und es entsteht allmählich so ein Gefühl, dass du dich recken und strecken möchtest. ...

Du bekommst wieder mehr mit von außen; du behältst die Erinnerung an das, was du erlebst hast, bist aber wieder ganz im Hier und Jetzt, in diesem Raum und kommst wieder in deinen normalen Spannungs- und Aufmerksamkeitszustand zurück. (5)

Kommentar: Philosophie, Archetypen, psychologische Bedeutung

Das Bild der Wiese und ihrer Begrenzung, auch dies ein »klassisches« Bild, wird meist in Verbindung gebracht mit dem Ego und dem Selbst. Es steht für die Spannung zwischen der Struktur, die sich ein Mensch für sein Leben gibt (der Verpflichtung, der Gewohnheit, der sozialen Einbindung) einerseits und eigentlichen Leben (dem Unbestimmbaren und sich jeder Festlegung Entziehenden, dem tieferen Seelischen) andererseits.

Das ist natürlich starker Tobak, und dieses sehr grundlegend Allgemeine findet sich – im konkreten Fall – ganz pragmatisch als: »Passt die Konstruktion, die Festlegung, die ich in meinem Leben habe, für mich? Ist es das, was ich eigentlich wollte? Stützt mich meine Lebensstruktur und Einbindung, oder engt sie mich ein?«

Wiesen, deren ErträumerInnen mit sich und ihrem Leben zufrieden sind, sehen dementsprechend oft idyllisch aus. Die Begrenzungen sind aus natürlichen Materialien, fügen sich organisch in die Landschaft, oder die Wiesen sind durch Bäche und ähnliche natürliche Hindernisse begrenzt. Manchmal sind die Begrenzungen auch massiv und wirken einschüchternd, stellen sich dann aber in der Identifikation als schützend und unbedingt wichtig für die Sicherheit der persönlichen Existenz und der Lebensentfaltung heraus. Und manchmal stellt sich die Erkenntnis ein, dass Grenzen, selbst wenn sie sehr einschränkend sind, eine Bedingung für die eigene persönliche Entwicklung darstellen.

Es gibt aber auch schwierige Bilder, in denen die Grenzen nur behindern, als Gefängnis erlebt werden, in denen die Wiesen verdorrt und ständig im Schatten sind oder durch einen Mangel an echter Eingrenzung von außen zertrampelt, abgegrast oder sonst wie zerstört werden.

Allgemeine positive Einbindung durch Körpererfahrung und Empfindungsschulung

Körperarbeit kann helfen, das Gefühl für die Klarheit von Grenzen, für ihre Funktion als Abgrenzung oder Verbindung, für die Empfindung von Einengung oder Harmonie zu klären. Dabei können alle Übungen hilfreich sein, die die Haut sensibilisieren. Die Haut grenzt den Körper gegen die Umwelt ab und teilt die Welt in Innen und Außen. Sie schützt den Innenraum vor allen möglichen Einflüssen, ist aber auch ein wesentliches Kommunikationsinstrument. Sie scheidet nicht nur Innen und Außen, sondern verbindet es auch. Sie kann dem Menschen, der »sich in seiner Haut nicht wohl fühlt« Einengung sein bis zum »aus der Haut fahren wollen«. Aber auch Harmonie, Intimität und Geborgenheit drücken sich gerade durch Hautkontakt aus.

Wichtig sind dann vor allem Sensibilisierungsübungen für die Wahrnehmung der Aura, der Energieverteilung im Raum, die die Grenze im weiteren Sinn – die Verbindung und Abstoßung mit anderen im Raum – deutlicher spürbar werden lassen. Sie klären auch Projektionen, wie die der Einengung zum feindlichen (isolierten) oder die der Erweiterung zum freundlichen (gemeinsamen) Raum. Schließlich können Partnerinnen – Übungen mit Atem ein Gefühl völliger Harmonie herstellen, in denen organische Einheit mit dem Außenraum erlebt wird.

Unbewusste Sichtweisen von Einengung, Schutzlosigkeit oder ähnliches Schwieriges werden durch die Körperarbeit versöhnlicher erlebt. Die Möglichkeit der positiven Veränderung steht auch bei schwierigen Bildern immer im Hintergrund, wird als in der eigenen Natur angelegt erlebt und nimmt aktuellen Problemen die Schärfe.

Kommentar zum Wortlaut der Fremdentspannung und des Bildes:

Ad (1)
Ich beginne auch hier mit dem Gefühl des Getragen – Seins, welches für mich einen idealen Einstieg in die Entspannung darstellt. Schwerpunkt der Körperfühlübungen wird hier die Wahrnehmung der Haut sein. Von der Auflage und der üblichen Aufmerksamkeitslenkung auf das Gewicht (die Schwere und das Gefühl des Getragen – Seins) gibt es diese schönen Brücken zur Haut über die Ansprache der Körperteile, die zwar auch zur Körperrückseite gehören, jedoch nicht am Boden aufliegen. Die werden sonst bei einer Konzentration auf die Schwere gerne vergessen. Werden sie jetzt angesprochen, so gerät automatisch die Haut als Fläche in den Fokus. Von da aus ist es immer leicht, sowohl zu den Extremitäten zu gehen, als auch an die Seiten und die Oberfläche des Körpers und dort die Haut als Umhüllung mehr oder weniger detailliert anzusprechen. Es wird aber auch eine Entspannung in solch sensiblen Bereichen wie Lende und Nacken möglich. Ansonsten lege ich besonders Gewicht auf Körperhöhlen, Füße und Hände.

Ad (2)
Zwischendurch sollte neben der Ansprache der Hautflächen die Aufmerksamkeit auch immer wieder auf die Durchblutung und Wärme gelenkt werden. Am Schluss der Körperfühlübung wird kurz der allgemeine körpersymbolische Aspekt der Haut verbalisiert.

Ad (3)
Erst sollten die TeilnehmerInnen Gelegenheit haben, ihre Wiese in allen wesentlichen Aspekten wahrzunehmen und zu betrachten, bevor die spezielleren Aspekte der Identifikation angesprochen werden. Dieser auch sonst wichtige Gesichtspunkt wird besonders bedeutsam, wenn die TeilnehmerInnen sich später mit Teilen des Bildes identifizieren sollen.

Ad (4)
Das Besondere an diesem Bild ist die aus einigen Therapietechniken bekannte Identifikation mit wechselnden Teilen eines Gegensatzpaares.

Auch hierbei ist es wichtig, die TräumerInnen erst das »Wie« des Bildes wahrnehmen zu lassen, bevor von der Identifikation aus das Verhältnis zum Gegenpart angesprochen wird. Schließlich ist aber die konkrete verbale Aussage (auf die Frage: »Was könntest du als Grenze zu der Wiese sagen?« z.B.) eine Hilfe, das Erlebte auf den Punkt zu bringen. Durch das allmähliche und behutsame Heranführen über »Wahrnehmung als Identifikation«, »Empfindung des Verhältnisses zum Gegenpart« und »verbale Ansprache dieses Verhältnisses« kommen die TeilnehmerInnen oft zu stimmigen und klaren Erkenntnissen.

Es ist ratsam, aus einer Identifikation bewusst herauszugehen und eine Pause zu lassen. Vor der nächsten Identifikation sollte immer nach einer Veränderung der einfachen Wahrnehmung des Bildes gefragt werden. Die Identifikation kann den TräumerInnen oft überraschende Erkenntnisse enthüllen, die die gesamte Sichtweise der Lebenssituation dramatisch verändern können.

Ad (5)
Der Schluss sollte so aussehen, dass die Bildebene sehr behutsam verlassen wird. Ich wechsle zweimal zur Körperebene und zurück zur Bilderinnerung, weil die Menschen bei diesem Bild oft besonders stark in ihr Erleben verwickelt sind. Es ist günstig, Folgendes klar zu machen:

— die Erlebnisse gehen nicht verloren, sondern bleiben bewahrt.
— die Spannung, die aufkommt, wenn die TräumerInnen sich in ihre Bilder persönlich verstricken, wird in einer Entspannung gelöst.
— der Kontakt zur normalen Realitätsebene kann bewusst wiederhergestellt werden.

Bild 5
Der Berg und der Weise
Thema: das aktuelle Lebensthema, Umgang mit Problemen, die innere Führung

Der Wortlaut der Entspannung und des Inneren Bildes

Körperfühlübung: Auflage, Atem und Atemwege

Leg dich bequem und entspannt hin. Guck nochmal, dass alles so liegt, wie es soll! Lege die Arme und den Kopf ruhig ab, guck, dass die Beine schön getragen sind! (1)

Fühl, wie der Boden dich trägt, und lasse ganz los, überlasse dich völlig der Entspannung, und lasse dich tragen! (1) ...

Fühl, an welchen Stellen du mit dem Boden Kontakt hast, und lasse dich ganz bewusst auf diese Stellen nieder; fühl, wie dich der Boden fest und sicher unterstützt; fühl, wie du völlig loslassen kannst, wie du dich völlig überlassen kannst, wie du die Schwere genießen kannst (1) und auch die Wärme, ... fühl, wie all die kleinen Adern gelöst und entspannt sind und wie das Blut durch den ganzen Körper fließt und du dich überall warm und durchblutet fühlst. Spür dann, wie die kühle Luft beim Einatmen durch die Nasenlöcher und durch die Nase, durch den Rachen und die Luftröhre sowie die Bronchien in die Lungen fließt. Fühl nun, wie beim Ausatmen die angewärmte und angefeuchtete Luft aus den Lungen durch die Bronchien, durch die Luftröhre, durch den Rachen, durch die Nase und die Nasenlöcher wieder nach draußen fließt. (2)

Pause

Bei jedem Einatmen spannt sich das Zwerchfell an; das ist sonst nach oben gewölbt, und wenn es sich anspannt, wird es flach, zieht die Lungen nach unten, macht Platz. Dadurch entsteht dieser Sog, die Luft strömt – wie wir das soeben durchgegangen sind – in die Lungen. Beim Ausatmen entspannt sich das Zwerchfell in seine Ruhestellung nach oben und drückt dadurch die Luft aus den Lungen wieder heraus. (2)

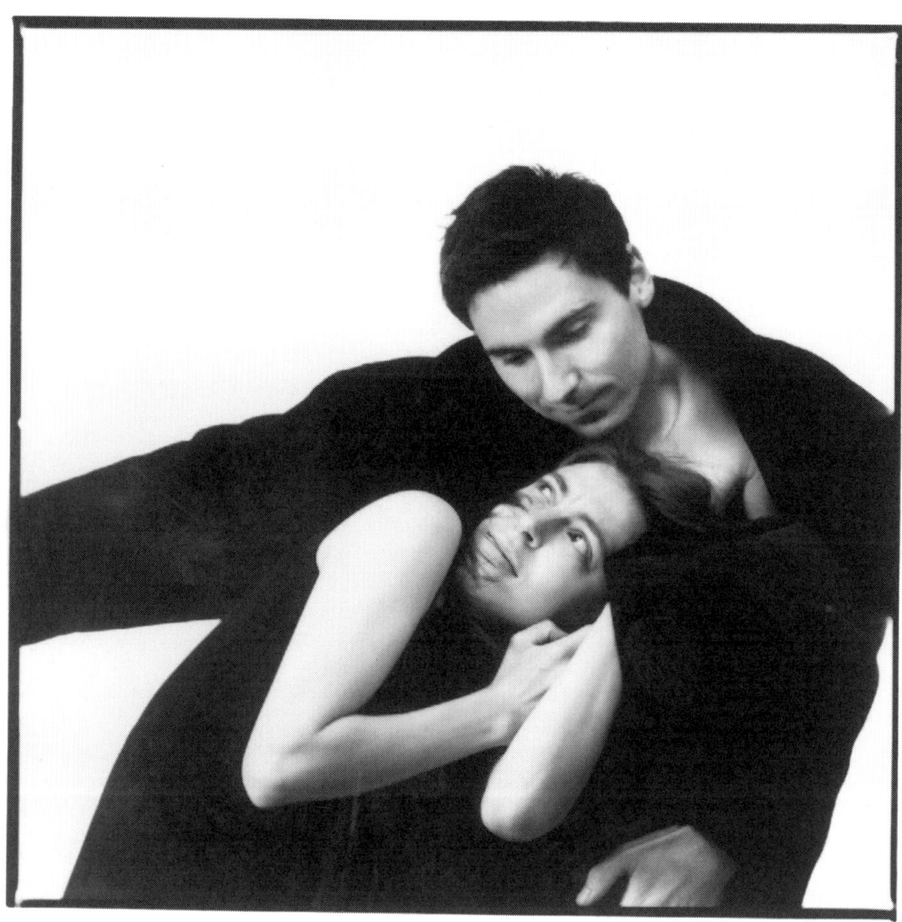

Pause

Dieser Atemvorgang findet ständig und ununterbrochen statt, das ganze Leben über, unwillkürlich und ganz von selbst. Geht das Zwerchfell nach unten geht, drückt es in einer sanften Massage die inneren Organe tiefer in den Bauch. Deine Bauchmuskeln geben leicht nach, machen Platz für die inneren Organe. Beim Ausatmen spannen sich die Muskeln um deinen Bauch herum ganz leicht an, machen den Bauchraum kleiner, die inneren Organe werden wieder leicht nach oben gedrückt, und das unterstützt das Zwerchfell, welches auch wieder nach oben geht. (2) All das arbeitet wunderbar und harmonisch zusammen; es geht ganz leicht, das ganze Leben über – von selbst. Fühl einfach, wie der Atem von selbst kommt, irgendwann umdreht, von selbst wieder geht und – meistens nach einer kleinen Pause – von selbst wiederkommt. Dass das ohne dein Zutun immer weitergeht und so im Körper zusammenspielt, kann dir ein wunderbares Gefühl von Harmonie vermitteln. (3)

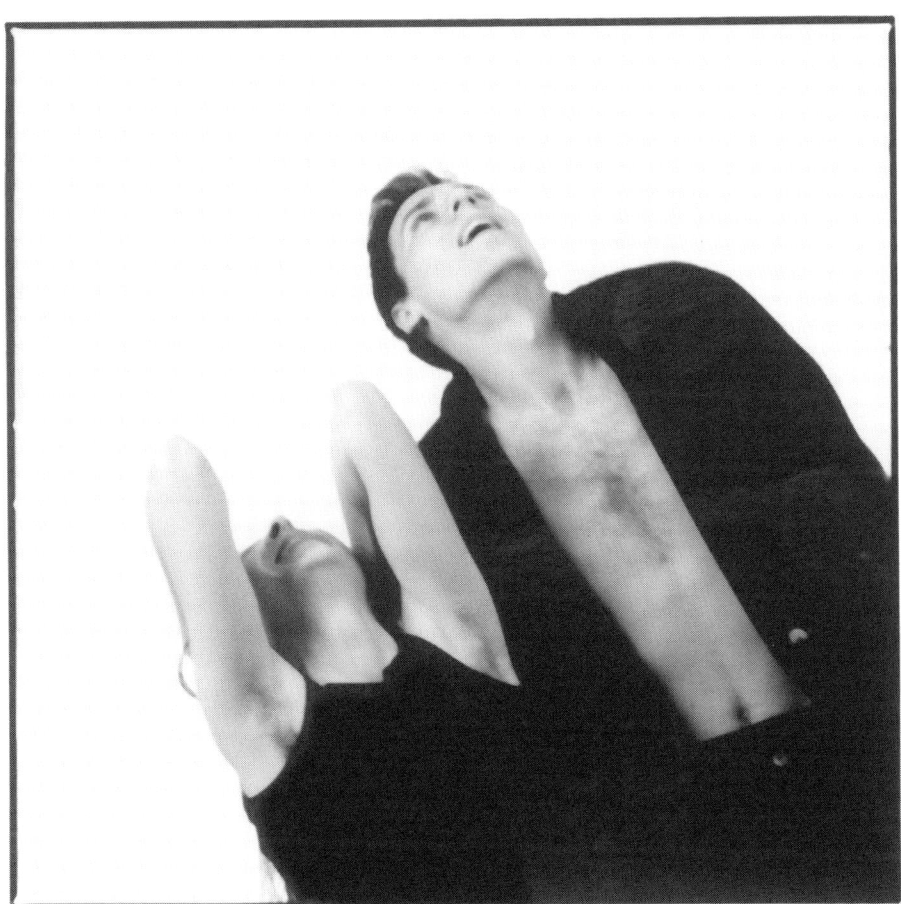

Pause

Diesen kleinen Unterschied beim Ein- und Ausatmen kannst du auch an den Nasenlöchern – den Nüstern – und auf der Oberlippe spüren. Beim Einatmen ist ein kühler, beim Ausatmen ein warmer Luftzug zu spüren. Überlasse dich eine Zeitlang nur diesem Gefühl! (3)

Pause

Bildinduktion: Berg

Überlasse dich dann deiner Phantasie, deinen Inneren Bildern, und stell dir vor, du stehst auf einer Wiese und siehst, wenn du so nach vorne schaust, einen Berg. Sieh dir diesen Berg an! Welche Form hat er, wie hoch ist er? Ist dein Berg steil oder eher flach, wirkt der Berg leicht zugänglich oder eher unzugänglich? ... Welche Farben dominieren auf dem Berg? (4) Wenn du guckst, wo du stehst, ist da auch ein kleiner Weg, der über die Wiese auf den Berg zuführt. Du kannst erkennen, dass dieser Weg – entweder als kleiner Pfad oder als breiter Weg oder als Kletterstrecke (je nachdem wie dein Berg aussieht) – den Berg hochführt; der Pfad führt dich zum Berg und auf den Berg hinauf. Du kannst einfach gucken, dass du auf diesem Weg läufst und auf den Berg hinaufgehst. ... Ich überlasse dich jetzt für eine Zeit diesem Weg, schau, wie das klappt, was dir geschieht auf deinem Weg und wie gut du da hochkommst. Ich werde mich dann gleich noch einmal einschalten und fragen, wie es dir ergangen ist, jetzt überlasse ich dich aber erstmal deinem Weg. (5)

Längere Pause

So, wo bist du jetzt auf diesem Berg, wie ist es dir bis jetzt ergangen, ... wie funktioniert das Ganze? Geht es leicht, oder gibt es Schwierigkeiten? ... Oben auf dem Berg gibt es einen versteckten Platz, wo ein Eremit – ein Einsiedler – lebt, und wenn du dort hinkommst, kannst du ihm eine Frage stellen. Er kann dir eine Antwort auf etwas geben, was du schon immer für dich wissen wolltest. (6)

Pause

Rückführung

Behalte jetzt diese Eindrücke, diese Bilder und Gefühle in dir, für dich, lass das Bild bitte langsam undeutlicher und schwächer werden, lass es mehr in den Hintergrund treten und konzentriere dich wieder ganz auf die Entspannung, auf den Körper! ... Fühl dein Gewicht, den Kontakt mit dem Boden, ... fühl die Entspannung, ... und lass dein Bild wirklich ganz in den Hintergrund treten, überlass dich völlig dem Gefühl von Schwere und Wärme, und bereite dich dann jetzt ganz allmählich darauf vor, in den normalen Spannungszustand zurückzukehren! ... Mach das in deinem Tempo, guck, wie die Körperspannung wieder größer wird, die allgemeine Aktivität in dir wieder steigt und du mit kleinen Bewegungen aus der Entspannung in dein normales Leben, deinen normalen Wachzustand, zurückfindest. Lass dir dabei genügend Zeit und folge ganz deinem eigenen Rhythmus.

Kommentar: Philosophie, Archetypen, psychologische Bedeutung

Wie der Baum, das Fliegen und die Wiese gehört auch der Berg mit dem Eremiten zu den klassischen Themen. In der Sichtweise des Berges spiegelt sich oft die Sichtweise eines wichtigen oder gar des zentralen Lebensproblems wieder.

Die Bewältigung des Berges hat demnach viel damit zu tun, wie ein Mensch sich selbst in Bezug auf seine Fähigkeit, dieses (spezielle) Problem (der jeweiligen Lebensphase) zu lösen oder allgemein mit Schwierigkeiten zurechtzukommen. Den Eremiten habe ich persönlich nicht immer in das Bild hineingenommen. Er steht thematisch für eine wichtige oder die wichtige Lebensfrage und hat somit direkt mit dem Problem zu tun, für das ja schon der Berg steht. Damit kommt einerseits die gleiche Fragestellung doppelt in dem gleichen Bild vor. Die Aufforderung an die TräumerInnen, dem Eremiten eine Frage zu stellen, ermöglicht jedoch andererseits eine klare, eindeutige Formulierung des Themas. Manchmal enthält die Antwort verblüffend direkte Lösungsmöglichkeiten, die das Unbewusste nahelegt und die vorher – verloren in Details und Zweifeln und ohne Blick für das Wesentliche – dem bewussten Denken nicht klar wurden. In der Sicherheit, seinen Weg auf den Berg zu finden, drückt sich ein Grundgefühl aus, auch im Leben seinen Weg zu finden, eine intuitive Sicherheit, die richtigen Entscheidungen zu treffen und für Herausforderungen gewappnet zu sein.

Umgekehrt spiegelt sich in Schwierigkeiten, Wetterstürzen, Abstürzen und dem Verlorengehen eine tiefgehende Unsicherheit wieder, mit Schwierigkeiten zurechtzukommen. Probleme werden als erdrückend empfunden, Angst davor, die falsche Entscheidung zu treffen, steht im Vordergrund. Wird im Aufbau des Bildes der Eremit angesprochen, so finden diese Menschen den Eremiten nicht, oder er gibt keine Antwort.

Allgemeine positive Einbindung durch Körpererfahrung und Empfindungsschulung

Günstig ist eine Vorarbeit, die mit allen möglichen Techniken am »Loslassen« arbeitet. Menschen mit den angesprochenen Problemen halten aus ihrer unbewussten Angst und dem Gefühl, den Anforderungen nicht zu genügen, fest. Schon in einfachen Übungen wie »Passive Bewegungen« wird das deutlich. Die TeilnehmerInnen können sich nicht überlassen. Geduldiges Üben jedoch schafft Erleichterung, Entspannung, Vertrauen. Auch die Ängstlichen lassen los, lassen sich mehr führen und vertrauen dem Partner, der Situation und letztlich auch sich selbst mehr. Am Schluss erst sollten die »Passiven Bewegungen« mit dem Kopf durchgeführt werden, da dieser meist am stärksten festgehalten wird.

In fortgeschrittenen Phasen kann man mit allen möglichen Konstruktionen wechselnder Führung und Vertrauen, mit Dominanz und Anpassung experimentieren.

Wunderbar ist auch Atemarbeit. Der Atem ist eigentlich autonom gesteuert und eine der zentralen Vitalfunktionen überhaupt. Da er andererseits aber durchaus der Willkür unterworfen ist, stellt er einen der besten Ansatzpunkte auf einer höheren Ebene für eine Meditation der Hingabe an die »Innere Führung« dar.

All das schafft Sicherheit, eine intuitive Sicherheit, alles in sich zu haben, was nötig ist, um gelassen an Probleme heranzugehen, die Botschaften zu hören, die jeder Mensch in sich trägt, um den rechten Weg für sich zu finden. Durch diese Körperarbeit wird die unbewusste Sichtweise des Berges als Symbol des oder der Lebensprobleme und des Lebensweges positiv beeinflusst.

Kommentar zum Wortlaut der Fremdentspannung und des Bildes:

Ad (1)
Auch hier ist das »Sich – Tragen – Lassen« sehr wichtig. Es ist die Voraussetzung dafür, loszulassen. Das Loslassen ist die Voraussetzung dafür, eine intuitive Steuerung zuzulassen, eine innere Stimme wahrzunehmen und sich an eine innere Führung anzuschließen.

Ad (2)
Wenn die TeilnehmerInnen losgelassen haben und sich entspannt vom Boden tragen lassen – sich dem Körper und seinen Prozessen überlassen – kann man den Atem, die Schnittstelle zwischen dem Willkürlichen und Unwillkürlichen, gut ansprechen. Dabei finde ich es günstig, nicht von Anfang an die unwillkürliche Steuerung des Ein- und Ausatmens anzusprechen. Den Atem zu beobachten, ohne ihn zu stören, gilt nicht zu Unrecht als eines der höchsten Ziele von Meditation.

So spreche ich erst unverfänglich den Verlauf des Atemstromes von Außen nach Innen und zurück an. Die Wahrnehmung ist jetzt in Kontakt mit dem Atem, ohne dass die Aufmerksamkeit schon auf dieses besagte Umschalten zwischen Ein- und Ausatmen gelenkt wäre. Um die organismische Selbstregulation zu betonen und auch, weil es ein wesentlicher Vorgang für die Körperwahrnehmung ist, gehe ich zu der Bewegung des Zwerchfells und er inneren Organe. Auch dadurch wird die Ebene der unwillkürlichen Steuerung weiter betont.

Ad (3)
Erst jetzt komme ich zu dem Umschalten zwischen Ein- und Ausatmen. Das ist die zentrale Stelle, an der – wenn es glückt – die unwillkürliche Steuerung durch den Körper erfahrbar wird. Das wiederum ist einer der ganz wichtigen Punkte der Körpersymbolik: Die Intuition – die innere Stimme -, die einen Menschen (in Fragen, die nicht rational entscheidbar sind) lenken kann, hat offensichtlich direkt mit dem Umschalten zwischen

Ein- und Ausatmen als Schnittstelle zum körperlichen Unwillkürlichen zu tun[4]. Ich spreche das auch immer in der Körperfühlübung an, in dem ich erwähne, dass diese autonome Regulation das ganze Leben hindurch so wunderbar funktioniert.

Damit ist zugleich auch ein beglückender, heiler Aspekt angesprochen, der in der Atemarbeit möglich ist und der dieses enorme körpersymbolische Potential eines Anschlusses an die Selbstheilungskräfte hat.

Um diese Ebene der Körperfühlübung abzuschließen, nehme ich die symbolische und von der Wahrnehmung her so anspruchsvolle Konzentration auf den Umkehrpunkt beim Ein- und Ausatmen etwas zurück. Der Fokus auf die Nüstern und die Oberlippe ist von genialer Schlichtheit. Der Umkehrpunkt bleibt damit in der Aufmerksamkeit. Wir befinden uns aber an einer Stelle, die weit weg vom Ort des eigentlichen Geschehens ist. Erfahrungsgemäß führt gerade dieser Übungsteil zu einer besonders tiefen, mit dem eigenen Körper versöhnten Entspannung.

Ad (4)
Der Berg sollte zuerst ziemlich allgemein angesprochen werden.

Die TeilnehmerInnen sollten etwas Gelegenheit haben, ihn zu betrachten und seine Charakteristika wahrzunehmen, bevor der Weg auf den Plan kommt und die Idee, den Berg zu besteigen, formuliert wird.

Ad (5)
Hier finde ich es nur wichtig, durch die Formulierung »Weg, Pfad«, etc. keine Festlegung von außen zu treffen. Wenn angekündigt wird, dass ich die TräumerInnen jetzt mit der Besteigung alleine lasse, ist es günstig, dezent ein gewisses Vertrauen in ihre Fähigkeiten mit anklingen zu lassen, den Berg zu meistern und ihren Weg zu finden.

Ad (6)
Wenn nach einiger Zeit der Kontakt wiederaufgenommen wird, sollte das vorsichtig geschehen. Auch dabei muss die Formulierung danach trachten, alle Möglichkeiten bezüglich dessen, was sich auf dem Berg abgespielt haben könnte, offenzulassen. Ich finde es außerdem gut, den Eremiten erst jetzt – bei der zweiten Ansprache – ins Spiel zu bringen. Der Berg mit dem Weg stellt ja eigentlich schon die gleiche Frage, die man dem Eremiten noch stellen könnte.

Andererseits kann gerade die Notwendigkeit der ausdrücklichen Formulierung einen letzten Kick geben, Wesentliches zu fragen und beantwortet zu bekommen.

4 Siehe ausführlich in Dr. Detlef Kappert: „Tanztraining, Empfindungsschulung und persönliche Entwicklung“, Verlag für Ästhetische Bildung, Oberhausen, dritte Auflage 2017, S. 279-291!

Ad (7)

Da das Loslassen so sehr im Mittelpunkt stand (und somit die TräumerInnen) »weit weg« sind, lege ich Wert darauf, den Normalzustand bei der Zurückführung besonders zu betonen. Die TräumerInnen sollen genügend Anregungen bekommen, sicher in ihren normalen Aktivitäts- und Spannungszustand zurückzufinden.

Bild 6
Die Statue
Thema: Einstellung, Haltung, Beziehung zu anderen und zur Welt

Der Wortlaut der Entspannungen und des Inneren Bildes

Körperfühlübung: Auflage, Skelett, Muskeln und Körperschema

Lege dich bequem und entspannt hin, fühl, wo du auf dem Boden aufliegst, und lass dich bewusst auf diese Fläche nieder. Lass dich vom Boden tragen, überlasse dich deinem Gewicht. Spür, an welchen Stellen du dein Gewicht an den Boden abgibst, über welche Stellen deines Körpers die Erdanziehung wirkt.

Stell dir dann vor, wie lang du bist von Kopf bis Fuß und wie breit du bist am Becken, an den Schultern, am Bauch und am Brustkorb! ... Geh jetzt mit deiner Aufmerksamkeit zum Becken, fühl die Auflage und die Sicherheit, mit der dieser zentrale Körperteil auf dem Boden ruht! ... Stell dir dann vor, wie das knöcherne Becken hinten/unten geschlossen ist und nach oben/vorne offen und so ein Gefäß bildet für die inneren Organe. ... Es bildet auch die Hüftgelenke, an denen die Oberschenkel befestigt sind, auf die die Hüftbeuger und der große Gesäßmuskel einwirken.

Geh die Beine herunter – die großen Oberschenkelknochen – die umgeben sind von den mächtigen Oberschenkelmuskeln, die zusammen mit den Gesäßmuskeln und Hüftbeugern die Hauptfortbewegungskraft bilden, ... deine Kniegelenke, Schienen- und Wadenbein, an denen hinten der Wadenmuskel sitzt, der unten über das Fußgelenk an der Ferse ansetzt und dir Schnellkraft gibt.

Fühl die vielen kleinen Knochen, die die Fußgelenke bilden und das Fußgewölbe, welches sich von der Ferse ausgehend über den Bogen des Mittelfußes zum Fußballen wölbt und in den Zehen fortsetzt. Ausgekleidet werden die Füße von vielen kleinen Muskeln, die eine relativ große Beweglichkeit sicherstellen. Das alles bildet die Grundlage deiner Mobilität und ermöglicht das Stehen, Gehen, Laufen, Rennen und Springen. (1)

Pause

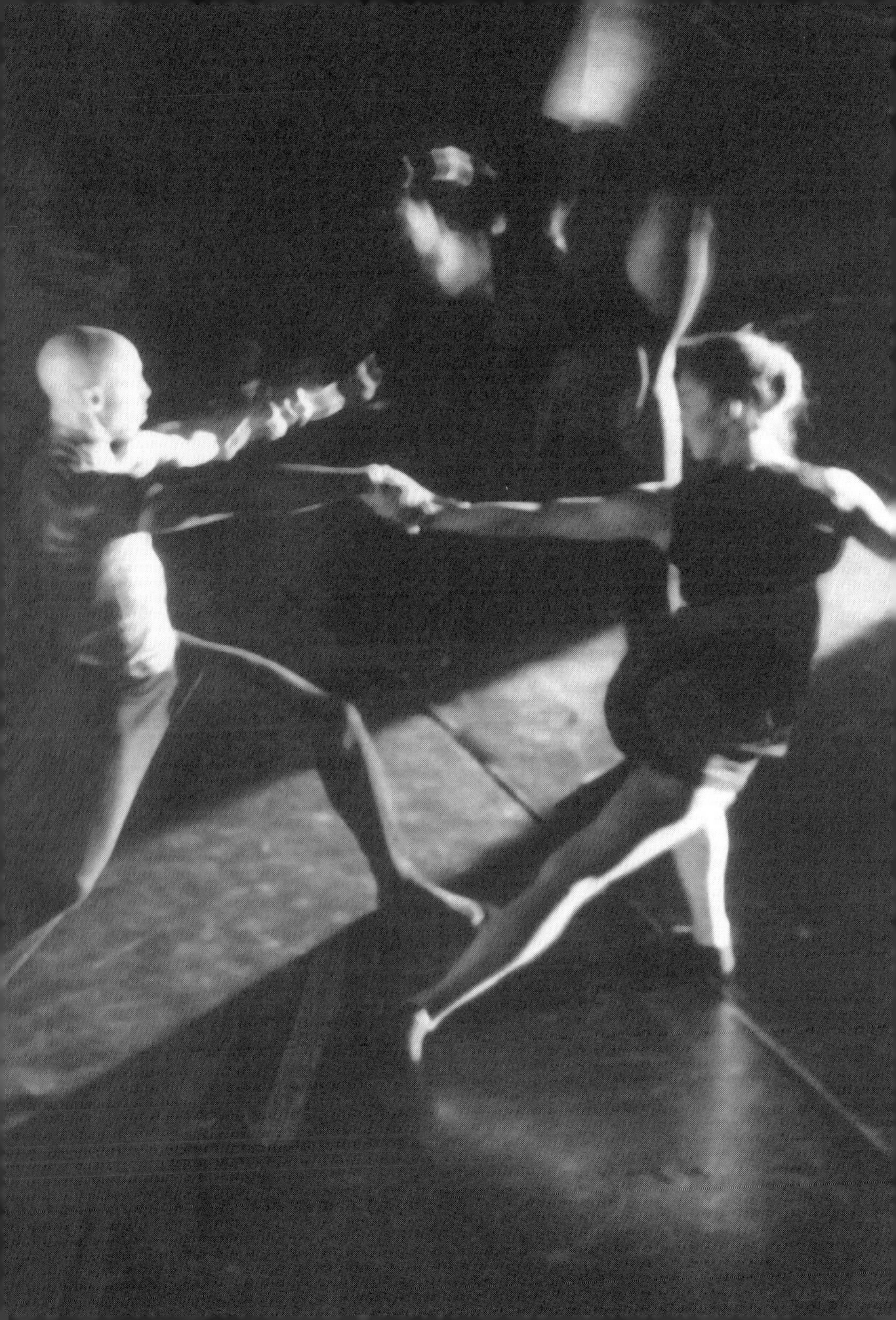

Geh jetzt noch einmal zum Becken, zu seiner Auflage am Boden, und stell dir vor, wie hinten zwischen den beiden Beckenschaufeln der untere Teil der Wirbelsäule – das Kreuzbein – fest eingefügt ist in die tragende Konstruktion des Beckens; ... folgst du deiner Wirbelsäule weiter nach oben, gehen die starken Lendenwirbel nach innen (in Richtung Bauchraum), schwingen – sich verjüngend – wieder nach außen und biegen sich im Bereich der Brustwirbelsäule zum Boden hin, lassen die Rippen aus sich heraus entspringen, die – sich nach oben wölbend – den Brustkorb bilden. ... Brust und Bauch bilden die großen Innenräume des Leibes, die der Lunge, dem Herz und den inneren Organen Platz geben. Du kannst ihre ständige ganz kleine, leichte Bewegung spüren, mit der sie dem Atem Platz machen und dann wieder zurücksinken. ... Dein Bauch ist von allen Seiten von mächtigen Muskelgruppen umgeben, die den Leib elastisch schützen und ihn zugleich äußerst beweglich in alle Richtungen machen.

Der Brustkorb ist starrer, wird aber auch von Zwischenrippenmuskeln bewegt und oben von der Schultermuskulatur beeinflusst. (1)

Pause

Wenn du jetzt mit deiner Aufmerksamkeit zum Oberkörper gehst, kannst du den leichten Druck auf die Schulterblätter fühlen. Die Schulterblätter sitzen beweglich hinten im oberen Rückenbereich auf den Rippen und treffen sich in ihren Fortsätzen mit den Schlüsselbeinen, die vorne – vom Brustbein aus – nach außen laufen. Sie bilden das Schultergelenk. ... Der ganze Schultergürtel ist beweglich befestigt und durch Muskeln gehalten, die jetzt alle entspannt sind, da du ruhst und der Schultergürtel über die Auflage der Schulterblätter getragen wird. ... Fühl dann, wie von den Schulter- Armgelenken die Oberarmknochen abgehen, die durch Bizeps und Trizeps ihre Form und Kraft erhalten. Diese wirken über die Ellenbogengelenke auf die Unterarme, Elle und Speiche. Viele kleine Knochen formen die Handgelenke, und die Muskeln der Unterarme wirken bereits auf die Hände, die mit ihren vielen kunstvoll zusammengefügten Knochen, Sehnen und Muskeln auf erstaunliche Art Kraft und Beweglichkeit verbinden. (1)

Pause

Geh dann mit deiner Aufmerksamkeit zum Dreieck: Schulterblätter – Hinterkopf, und fühl die Auflage – den leichten Druck – mit dem das Gewicht abgegeben wird und auch die Entspannung in Nacken und Schultern. ... Die Halswirbelsäule führt, sich verjüngend, endlich vom Boden weg und mündet in die Schädelbasis. Der Hals wird von vielen Muskeln gebildet, die Luft- und Speiseröhre umgeben und die Beweglichkeit des Kopfes gegen den Rumpf bewirken. ... Fühl die Wärme und Entspannung am Übergang Hals – Schädelbasis! ... Stell dir eine Linie zwischen deinen Ohren vor! ... Ungefähr dort trifft die Wirbelsäule mit (den am weitesten oben befindlichen Wirbeln) Atlas und Axis den Schädel und trägt ihn, leicht balancierend, wie eine Billardkugel. (2) ...

Der Kopf schützt mit seiner knöchernen Schale das Gehirn, den Sitz des Bewusstseins. ... Spür die Haut, die den Schädel umhüllt, die Ohren, die Kopfhaut mit den Haaren, das Gesicht mit Stirn, Augen, Nase, Wangen! Fühl Mund und Kinn mit ihren kleinen Muskeln, die deinem Gesicht Form und Ausdruck verleihen! ... Fühl noch einmal die Weichheit der Kehle und des Halses! ... Nimm dann die ganze Gegebenheit deines Körpers, den Leib und den Kopf mit den Innenräumen, den Hals, der Kopf und Rumpf verbindet, die Arme mit den Händen und die Beine mit den Füßen – das ganze Körperschema – in deine Aufmerksamkeit! (3)

Pause

Bildinduktion: Statue

Stell dich jetzt auf Innere Bilder ein, überlass dich deiner Phantasie, den Eindrücken, die entstehen, und lass vor deinem inneren Auge eine Statue entstehen, irgendeine Statue, die du schon kennst oder eine, die du noch nie gesehen hast! ... Schau dir die Statue genau an, sieh, in welcher Haltung die Statue steht, was sie für dich ausdrückt! ... Guck dir die Füße an, ... die Beine, ... das Becken und den Bauch, ... den Brustkorb, ... die Schultern, ... die Arme und Hände, ... den Hals und den Kopf, ... Haare, Ohren und das Gesicht mit den Augen, der Nase und dem Mund, ... und guck mal, was diese Statue ausdrückt! Schau dir auch an, in welcher Umgebung sich die Statue befindet und in welcher Beziehung sie zu ihrer Umgebung steht! Was gibt es um die Statue herum? (4)

Pause

Versetze dich jetzt in die Statue hinein! Du schlüpfst in diese Hülle, stehst an diesem Platze, in dieser Stellung und in dieser Position. ... Wie ist dein Ausdruck, wie fühlst du dich, wie empfindest du das alles? ... Du stehst mit diesen Füßen an diesem Platze, mit diesen Beinen ... und diesem Becken, ... mit diesem Bauch und diesem Brustkorb, ... mit diesen Schultern und Armen ... und diesen Händen; ... du stehst da mit diesem Hals und diesem Kopfe! ... Fühl, wie sich dieser Gesichtsausdruck anfühlt! ... Wie stehst du zu deiner Umgebung? Wie ist deine Aussage in Bezug auf deine Umgebung? Wie fühlst du dich in deiner Beziehung zur Umgebung? (5)

Pause

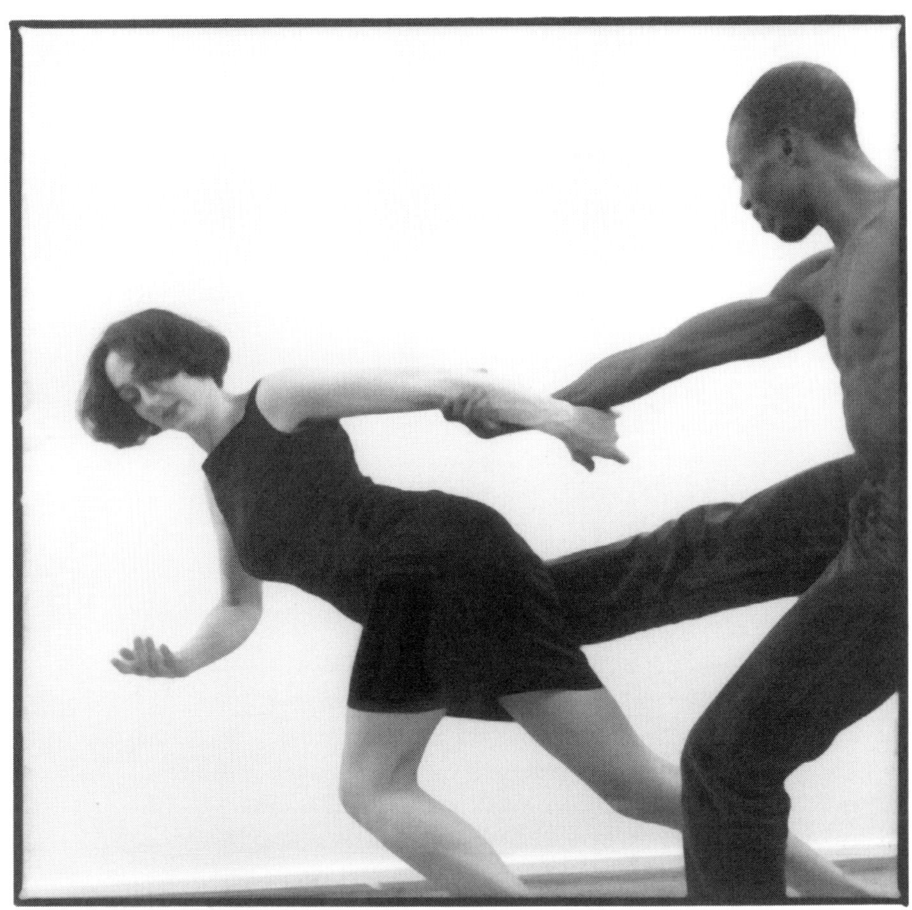

Jetzt melde ich mich wieder. Wie fühlst du dich? Wenn du gerne etwas anders machen möchtest, kannst du das jetzt verändern. Du kannst deine Position als Statue verändern, deinen Platz, du kannst in eine bestimmte Art von Kontakt mit deiner Umwelt treten, wenn du das möchtest. (6)

Pause

Rückführung

Guck jetzt nochmal, was passiert ist. Wie stehst du als Statue da? Hat sich etwas verändert oder nicht? Wie fühlst du dich jetzt? Gibt es eine Harmonie mit der Umgebung, oder gibt es eine ganz bestimmte Spannung? (7) ... Geh jetzt aus der Statue heraus, und betrachte das Bild von außen! Guck es dir an, wie das auf dich wirkt, und behalte es dann für dich in deiner Erinnerung. Lass das Bild vor deinem inneren Auge schwächer werden und mehr in den Hintergrund treten, ... und konzentriere dich wieder ganz auf den Körper! Guck, wie du dich fühlst! Wie ist deine körperliche Befindlichkeit jetzt? Bist du eher leicht oder eher schwer; eher gespannt oder eher entspannt? Konzentriere dich dann noch einmal ganz bewusst auf die Entspannung! Lass dich mit deinem ganzen Gewicht auf diesen Untergrund nieder, fühl, wie du mit jedem Ausatmen schwerer wirst! Fühl dein Gewicht, fühl die Durchblutung und Wärme im ganzen Körper! (8)

Bereite dich dann jetzt ganz allmählich darauf vor, aus der Entspannung wieder in deinen normalen Spannungszustand zurückzukehren! ... Stell dir vor, wie das ist, wenn du deine Arme und Beine bewegen würdest und du wieder eine bestimmte Spannung aufbautest, die dich vom Boden aufrichten würde. Und fang dann an, das so langsam in die Tat umzusetzen. Fühl, wie in deinem Körper wieder mehr Spannung entsteht, wie sich alles wieder auf Aktivität einstellt und du in das alltägliche Leben, so wie du es gewohnt bist, zurückkehrst. (9)

Kommentar: Philosophie, Archetypen, psychologische Bedeutung

Auch die Statue gehört zum Repertoire der Oberstufe des Autogenen Trainings. Sie hat mit der Botschaft, die ein Mensch an seine Umgebung hat, zu tun. Sie steht besonders für das Verhältnis zur sozialen Umwelt im weiteren Sinne. Dadurch, dass die Statue ziemlich detailliert in ihrer Körperlichkeit beschrieben wird, tritt ihre Körpersprache sehr in den Vordergrund. In ihrer Körperlichkeit vermittelt sie oft eine ziemlich umfassende Botschaft, die der entsprechende Mensch unbewusst als Grundeinstellung anderen gegenüber in sich trägt. Durch die drei Stufen »Beobachtung der Statue von außen«, »Identifikation mit der Statue« und »Veränderung der Statue und ihrer Situation« gibt es eine gute Möglichkeit, sich über bestimmte Dinge klar zu werden, ohne dass man, wenn sie unangenehm sind, darauf festgelegt wäre. Positiv kann die Körperlichkeit – die Botschaft und Einbindung der Statue in ihre Umgebung – erlebt werden.

Negativ kann entweder eine als hässlich oder unvollkommen erlebte Statue wirken oder auch ein als schwierig oder destruktiv empfundener Ausdruck oder eine Isolation, bzw. ein Gegensatz zur Umgebung. Negativ kann auch sein, wenn jemand eine tolle Statue sieht, sich aber schmerzlich bewusst dessen wird, dass er/sie so nicht sein kann.

Günstig ist dafür immer die letzte Stufe mit der Möglichkeit der Veränderung.

Allgemeine positive Einbindung durch Körpererfahrung und Empfindungsschulung

Für diese Veränderungsmöglichkeit der Beziehung zur Umwelt und auch die allgemeine Sichtweise der Statue ist die Körperarbeit eine Hilfe. Was sich als günstig erwiesen hat, sind alle Übungen, die

A das Gefühl für Form entwickeln helfen, vor allem aus dem Tanzbereich und

B den Menschen über Ausdruck und Gesten in eine Beziehung mit anderen stellen, vor allem aus dem Körpertheater/Pantomime – Bereich.

Diese Übungen schaffen bereits einen bestimmten Reichtum an eigener Körpererfahrung. Das legt gewöhnlich unbewusst die Idee nahe, viele Möglichkeiten zu einem guten Körperkontakt in sich zu tragen und damit alles, was für einen »schönen« Ausdruck, eine »gute Gestalt« nötig ist, in sich selbst finden zu können.

Sie schaffen auch Kontakt und stellen die natürliche soziale Ausdrucksbeziehung des Menschen zu seiner sozialen Umwelt her. Dadurch ist bestimmten Botschaften der Verzweiflung und Isolation die Spitze genommen, da die Anlage der Kommunikation, der sinnvollen sozialen Einbindung, als Möglichkeit auch durch eine eventuelle aktuelle Misere durchscheint.

Kommentar zum Wortlaut der Fremdentspannung und des Bildes:

Ad (1)
Hier wird die Aufmerksamkeit auf das Körperschema, das Skelett mit den Hauptmuskelgruppen und die Bedeutung des Zusammenspiels von Knochen und Muskeln für die Bewegungsfunktion gelenkt. Das hat Vorteile für Bereitschaft, sich eine Statue körperlich ziemlich konkret vorstellen zu können und einen Übergang von den Bewegungstrainings zum Inneren Bild zu finden. Von der Wirkung auf die Befindlichkeit her stehen die Schwere und Wärme – Hauptmerkmale einer tiefen körperlichen Lösung und Entspannung – nicht so sehr im Vordergrund. Der Fokus auf das Skelett und die Wahrnehmung der Muskeln in Beziehung zum Skelett führen meist eher zu einem gewissen Leichtigkeitsgefühl. Das steht nicht unbedingt im Gegensatz zur Entspannung. Es gibt Menschen, die diesen Eindruck von Körperbewusstsein in Verbindung mit einer relativen Wachheit einer tiefen, schweren Entspannung vorziehen. Für mich gehört diese Körperfühlübung zum einen als wesentlicher Teil zur Ästhetischen Bildung, einer allgemeinen Wahrnehmungsschulung für die eigene Körperlichkeit. Zum anderen ist sie die Vorbereitung der Wahl für das Bild der Statue.

Ad (2)
Um Menschen, die sich nicht so gut entspannen können, eine Chance zu geben, loszulassen, nehme ich dann bei der Aufmerksamkeit für Hals – Nacken – Schädelbasis den Wärme- / Lösungs- / Entspannungsaspekt mit dazu. Hier haben so gut wie alle Menschen solch starke Probleme, dass sich eine Ansprache auf jeden Fall lohnt. Die Lösung dieses Übergangsteils: Kopf – Nacken hat aber auch sowieso für Tanz, gelöste Bewegungskontrolle und das Gefühl für die eigene Körperhaltung eine zentrale Bedeutung. Ihre Ansprache schafft – neben der Entspannung – auch eine positive Basis für eine »gute Gestalt« für die Statue und die Identifikation mit ihr.

Ad (3)
Ich finde es wichtig, das Ganze am Schluss noch einmal als Körperschema zu vergegenwärtigen, damit nicht zufällige Details das Bild vorbestimmen.

Ad (4)
Die Einführung des Bildes ist ganz unkompliziert. Es ist klar, dass man die Körperteile sorgfältig von unten nach oben durchgeht, und ich finde es auch gut, sich zuerst das Bild als äußeren Eindruck konkretisieren zu lassen, bevor der Ausdruck – die Botschaft an die Umwelt – angesprochen wird.

Ad (5)
Für die Identifikationsübung gehe ich oft diesen Weg, in dem erst der allgemeine Eindruck aufgerufen wird, so dass der Mensch in die gesamte Statue hineinschlüpfen kann. Dann werde ich konkreter, und erst wenn über die allgemeine und konkrete Identifikation der Mensch wirklich in diese Gestalt inkorporiert ist, komme ich zur prononcierteren Aussage, der expliziten Message an die Umgebung. Das kann manchmal zu einigen Überraschungen führen, bei denen sich bestimmte Details auswirken, die vorher bei der Betrachtung nicht so wesentlich schienen.

Ad (6)
Hier ist es toll, nach einer angemessenen Pause diese Möglichkeit einzuführen, die Situation zu ändern. Oft verändern TeilnehmerInnen, die vorher ihre Situation als unangenehm oder fremdbestimmt erlebt hatten, etwas für sie Zentrales in der Beziehung zur Umwelt, was als Moment von Emanzipation von der Macht äußerer Umstände erlebt werden kann.

Ad (7)
Nach der Pause ist es schön, diese Veränderung, die schon einigermaßen häufig ist, noch einmal von außen zu sehen. Das ist der Beginn des Weges aus dem Bild und der Ent-

spannung hinaus. Es soll aber auch die Möglichkeit geben, den Unterschied deutlich und bewusst werden zu lassen.

Ad (8)
Weil das ganze Bild nicht so sehr von einer tiefen Entspannung ausgeht und auch die soziale Bedeutung leicht zu körperlichen Reaktionen führt, stelle ich die TeilnehmerInnen stärker als sonst am Schluss noch einmal auf Schwere und Entspannung ein.

Ad (9)
Auch das direkte Zurückholen ist hier ein bisschen anders. Es ist konkreter und geht nicht so sehr von der Schwere aus, als vom Alltagsgefühl und dem Ausdruck.

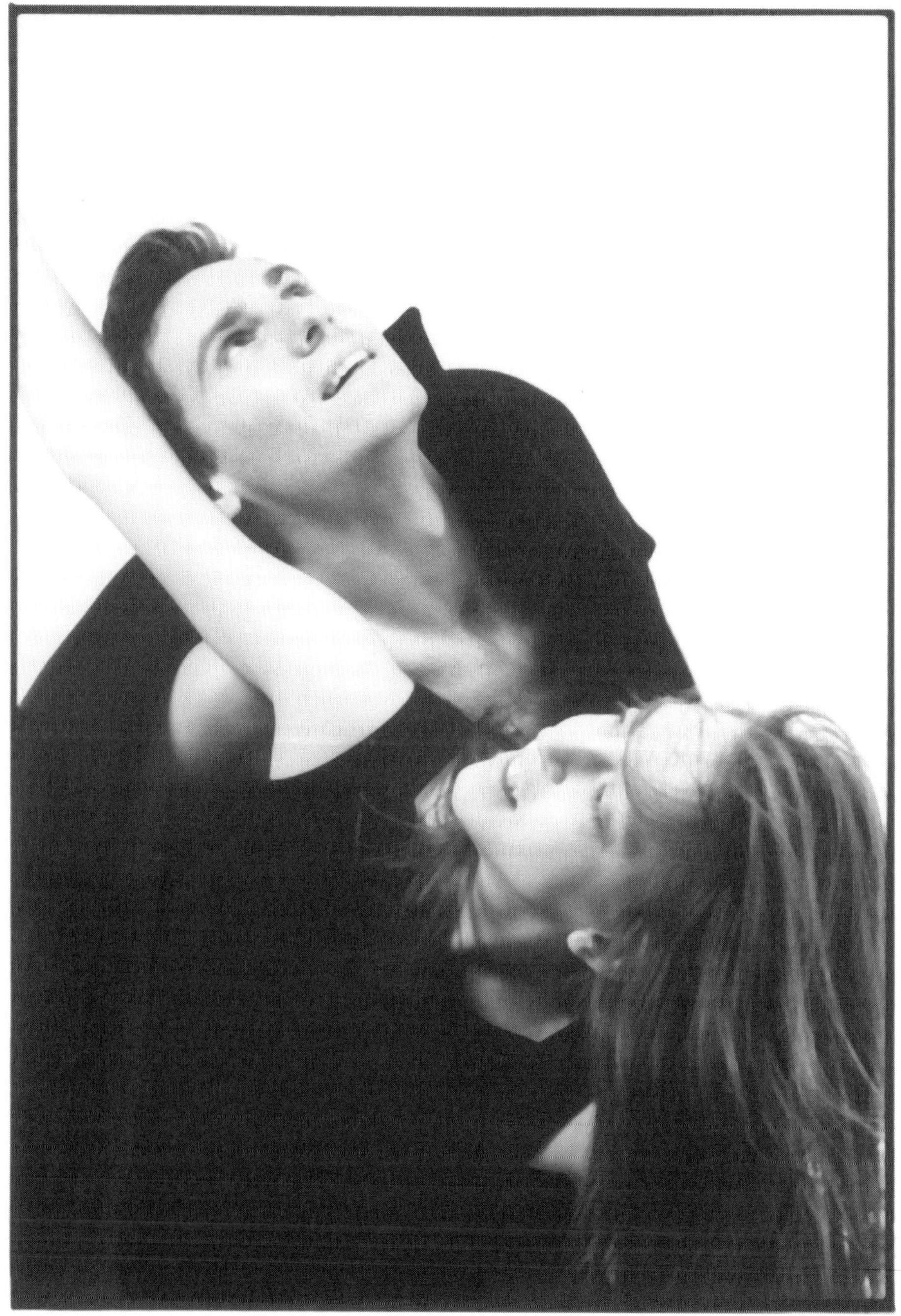

Bild 7
Die Wahrsagerin
Thema: Lebensthema, Zukunft

Der Wortlaut der Entspannung und des Inneren Bildes

Körperfühlübung: Getragen Sein, Atemwege, Ausatem und Assoziationsübung: Zukunft

Leg dich bequem hin; guck, ob alles so richtig ist, ob du noch etwas verändern möchtest, ob du warm genug bist! ... Fühl dann, mit welchen Stellen du auf dem Boden aufliegst; mit dem Kopf, den Schultern, den Armen; ... konzentrier dich auf die Auflageflächen von Hinterkopf, Schulterblättern, Armen mit ihrem Bodenkontakt, und wenn du diese Auflageflächen spürst, dann lass dich ganz bewusst darauf nieder! Lass dich auf den Boden sinken, lass dich tragen, und geh dann weiter herunter zum Becken. Fühl, wie schwer und sicher und ruhig und fest das Becken auf dem Boden ruht. Achte auf das schöne Gefühl, dass das Becken vom Boden getragen wird; und geh weiter herunter! ... Fühl die Beine! ... Fühl die ganze Länge der Beine, und lass auch die Beine vom Boden tragen! Genieße es, dass das Gewicht der Beine an den Boden abgegeben wird, ... und fühl, an welchen Stellen das Gewicht der Beine an den Boden abgegeben wird! ... Guck, was von den Oberschenkeln aufliegt, was von den Waden, fühl den leichten Druck auf die Fersen, und fühl, wie du bei jedem Ausatmen immer schwerer wirst, ... wie du immer tiefer auf den Boden sinkst. (1) ... Fühl, wie der Atem von selbst ein- und ausfließt. Und guck dann, was du siehst, wenn du an die Zukunft denkst. Schau, ob es da irgendwelche Assoziationen, Ideen, Gefühle gibt. Stell dir vor, du siehst dich in fünf, in zehn, in fünfzehn Jahren. ... Gibt es etwas, was du dir sehr wünschst, wo du denkst und spürst: Das möchte ich wirklich gerne, dass es so sein wird? ... Und guck, ob es Sachen gibt, die dir einfallen, die deine Lebensumstände angehen: Gibt es irgendwelche Dinge, die deinen Ehrgeiz ansprechen, von denen du denkst: Das möchte ich auf jeden Fall gerne machen? ... Gibt es Befürchtungen, Dinge, vor denen du Angst hast, wo du willst, dass es auf keinen Fall so wird? ...

Und guck, ob es auch unterschiedliche Vorstellungen gibt, verschiedene Ideen mit ihren Bildern, in denen du dich sehen kannst. Lass dann mal eins von diesen anderen

Bildern klarer werden! ... Guck, ob das für dich mit einem Gefühl zusammenhängt, ob du irgendetwas Bestimmtes dabei spürst! ... Und guck, ob sich dabei im Körper etwas verändert hat, oder ob du ganz normal in deiner Entspannung geblieben bist. Guck jetzt, ob noch ein anderes Bild in dir entsteht, ...eine andere Idee!... Guck auch hier, ob das mit einem bestimmten Gefühl zusammenhängt! ... Und bleib ein bisschen drin in diesem Bild! (2) ... Konzentrier dich dann jetzt nochmal ganz auf den Körper! ... Nimm den ganzen Körper mit seiner Auflage auf dem Boden in deine Aufmerksamkeit, und stell dir vor, wie riesig groß die Erde ist, das ganze Rund, die ungeheure Masse, die dich so leicht und selbstverständlich trägt, und wenn du dir vorstellst, wie riesig und wie groß die Erde ist und wie leicht sie dich trägt, dann sind alle Probleme eigentlich bloß klein; die Erde trägt dich, trägt dich ganz leicht, ganz von selbst; alles ist in Ordnung so wie es ist, und es ist schön; du brauchst überhaupt nichts dazu beisteuern, du wirst getragen! (3) ... Geh dann mit der Aufmerksamkeit zu deinem Bauch; guck, was du spürst, wo die kleine Bewegung beim Ein- und Ausatmen entsteht, wo kannst du sie fühlen? ... Stell dir vor, wie beim Einatmen das Zwerchfell nach unten geht, um Platz zu machen für die Luft in den Lungen, und wie das Zwerchfell in einer sanften Massage deine inneren Organe leicht nach unten drückt, und genau in dem Moment geben die Bauchmuskeln nach, der Bauch dehnt sich nach allen Richtungen etwas aus, ... und dann spannen sich die Bauchmuskeln ganz leicht wieder an, drücken sanft die inneren Organe zurück in ihre Ausgangsstellung, und die inneren Organe drücken das Zwerchfell nach oben. Das Zwerchfell entspannt sich, und das ist der Ausatem. Verweile mit deiner Aufmerksamkeit etwas beim Ausatem! Der kommt ja immer wieder, und stell dir vor, du begleitest die Luft mit dem Ausatmen aus dir heraus, wie man einen guten Freund aus dem Zimmer herausgeleitet. (4) ...

Pause

Viele Philosophen glauben, dass der Ausatem besonders eng mit dem Wesen des Menschen zusammenhängt. Es gibt diese schönen Bilder von »Leben einhauchen«, und mit jedem Ausatmen gibst du etwas von dir in den Raum, in die Welt. (4) ...

Bildinduktion: Wahrsagerin

Lass jetzt zum Abschluss noch ein kleines Bild entstehen: Du sitzt in einem schönen Raum mit einer Frau, und die Frau hat vor sich eine kristallene Kugel, und ihr seid sehr ruhig, sehr entspannt in einer harmonischen Situation. Die Entspannung ist so tief, dass es wie eine leichte Trance ist. Und in der Kugel erscheinst du in der Zukunft, mit dem, was für dich entscheidend ist. Du siehst dich in dieser Kugel immer deutlicher mit dem Gefühl, mit der Grundsituation, mit der Stimmung, die später das Wesentliche sein wird. Das, was sich entwickeln wird, was du eigentlich bist. Und guck, wie das ganze Gefühl dazu ist! ... Guck dir die Situation nochmal an! ... Wie findest du das? (5)

Pause

Rückführung

Nimm dann etwas Abstand von dem Bild, so dass du das Ganze aus einiger Entfernung siehst! ... Wie sieht es aus der Entfernung aus? ... Verabschiede dich dann von dem Bild, behalte es für dich, in dir, in deinem Gedächtnis, und konzentriere dich wieder ganz auf den Körper! ... Guck, wie du dich körperlich fühlst! ... Und stell dir dann nochmal das gewaltige, ungeheure Rund der Erde vor, worauf du ganz klein liegst, ... wovon du ganz sicher getragen wirst. Und alles Wichtige geschieht völlig von selbst, du musst es nur erkennen und wollen, aber du musst dich nicht im landläufigen Sinn bemühen, es geschieht ganz von selbst, wie der Atem kommt und geht. (5)

Pause

Bereite dich jetzt ganz allmählich darauf vor, aus dem Zustand der Entspannung den Weg anzutreten zurück in deinen normalen Spannungszustand. Fühl, wie die Körperspannung langsam wieder etwas ansteigt, wie der Atem tiefer wird und das Herz kräftiger schlägt, wie du vielleicht kleine Bewegungen mit den Zehen und Fingern machst, die den Körper wieder auf Aktivität vorbereiten und wie die Aufmerksamkeit sich wieder auf die normale Balance zwischen Innen und Außen einpendelt und du wieder in deinen normalen Spannungszustand zurückkommst. (5)

Kommentar: Philosophie, Archetypen, psychologische Bedeutung

Die »Wahrsagerin« gehört nicht zu den klassischen Bildern. Wie das Bild vom Feuertanz wurde es zusammen mit einem ganzen Set körperlicher und szenischer Übungen zu dem Feld »Geben und Nehmen« entwickelt.

Das Thema Zukunft beschäftigt die meisten Menschen allgemein in dem Sinne: »Was wird mit mir, wenn ich älter bin?« und konkret in der Art: »Soll ich mich für den Lebenspartner, den Job, die neue Wohnung etc. entscheiden?« oder nicht.

Diese beiden Aspekte werden in den ersten Teil der Fremdentspannung, der Assoziationsübung, hineingenommen. Sie befindet sich auf einer mittleren Ebene zwischen einem ernsthafteren Gespräch und einem Traumbild. Der/Die TräumerIn ist bereits entspannt, aber noch nicht so sehr, wie später im Übungsverlauf. Hier wird die Möglichkeit einer Vision angeboten, in der sich alles Denkbare ausdrücken könnte. Wirklich grundlegende Informationen aus dem unbewussten Fundus eines Menschen erschließen sich aber gewöhnlich auch nicht auf diese Art, sondern in einem Bild und eben nicht direkt und konkret, sondern symbolisch.

Insofern ist diese Assoziationsebene weitergehend, als ein Gespräch, da Gefühle und bestimmte Tönungen in die Vision einfließen können, die in der rationalen Kontrolle des Gesprächs keinen Raum finden würden. Sie führt aber auch nicht zu grundlegenden, archetypischen Sichtweisen in der Art der Inneren Bilder, weil ihre Ansprache zu direkt ist.

Eine weitergehende Sichtweise wird dann in dem Bild der Wahrsagerin möglich. Dafür ist es nötig, erst wieder zurückzugehen in die Entspannung. Zum einen werden bestimmte unbewusste Bewertungen deutlich, wenn man körperliche Veränderungen, die mit der Vision einhergingen, bewusstmacht. Zum anderen würden diese Veränderungen eine tiefere Entspannung, wie für das Bild nötig ist, behindern.

Das Bild selbst nun ist nicht sehr verschlüsselt, sondern ziemlich konkret. Fast könnte man behaupten, in einem so konkreten Set würde sich das Unbewusste nicht ausdrücken können, da es nicht verschlüsselt genug sei. Ich habe jedoch die Erfahrung gemacht, dass dieses Bild so gut angenommen wird, wie die anderen. Wahrscheinlich genügen die märchenhafte Situation und die Kugel, um einen Rahmen phantasievollen, indirekten Ausdrucks zu schaffen.

In das Bild fließen dann, wie man sich leicht vorstellen kann, unwillkürliche Wünsche, Ängste, Träume, Befürchtungen und Sehnsüchte ein, wie auch ein tiefes Wissen um die eigene Entwicklung. Wie üblich kann so etwas eher positiv aufbauend oder negativ geprägt sein. Darauf wiederum hat die Körperarbeit entscheidenden Einfluss. Von Bedeutung für eine eher positive oder mehr negative Tönung der Sichtweise ist noch die generelle philosophische Einstellung zum Thema. Als Teil von »Geben und Nehmen« wird die Zukunft nicht fatalistisch gesehen, sondern in einem Zusammenhang mit der Thematik: »Was gebe ich in die Welt?« gestellt. Was mit dem, was wir geben, geschieht, entzieht sich unserer Kontrolle. Was wir geben wollen dagegen, hängt nur von uns persönlich ab, hat mit einer bestimmten Widmung für etwas und einer Hingabe an das, was uns wichtig ist, zu tun und ist eine persönliche Entscheidung.

Was der/die TräumerIn in diesem Stunden- und Bildaufbau in der Kugel sieht, hat mit einer bestimmten Lebensoption zu tun. Das Bild in der Kugel symbolisiert eine unbewusste Entscheidung, zu einem bestimmten Teil in sich selbst »Ja« zu sagen. Es drückt etwas Zentrales von dem Menschen selbst aus und zeigt, was von sich er/sie allgemein in das Leben oder einem anderen Menschen geben will. In einer solchen einfachen Direktheit (wie in diesem Bild) ist das den TräumerInnen gewöhnlich nicht klar gewesen. Sie bekommen durch ihre unbewusste Gestaltung einen sehr wichtigen Hinweis auf das, was sie unbewusst als wesentlich für sich empfinden.

Allgemeine positive Einbindung durch Körpererfahrung und Empfindungsschulung

Als Vorbereitung sind alle Übungen interessant, die direkt oder indirekt mit dem Thema »Geben und Nehmen« zu tun haben. Direkt wirken dabei Übungen, in denen Szenarios aufgebaut werden, in denen die TeilnehmerInnen sich in ritueller, spielerischer, gruppendynamisch strukturierter oder tänzerischer Form Gegenstände überreichen oder wegnehmen können.

Indirekt und symbolisch sprechen gerade Atemübungen der verschiedensten Form das Thema an. Beim Einatmen nimmt der Mensch etwas Lebensspendendes, die Atemluft, aus dem Raum, dem Außen, in sich auf. Mit dem Ausatmen gibt er etwas von sich selbst – etwas ganz Persönliches und Kreatürliches zugleich – von sich ab in den Raum, vom Innen in das Außen.

Der Atemfluss steht somit stofflich und ideell für den ständigen Fluss des Gebens und Nehmens und den Austausch zwischen Innen und Außen.

Sowohl die konkrete, wie auch die übertragene Ebene der Übungen können helfen, eine natürliche, nicht – bewertende Einstellung zu sich selbst zu gewinnen. Jeder Mensch wurde gleich geschaffen, jeder Mensch hat die gleichen körperlichen Grundfunktionen, jeder Mensch atmet ununterbrochen ein und aus, solange er lebt.

Der Ehrgeiz, der Zweifel, die Gier und die Angst bringen uns dazu, uns zurückzuhalten, zu geben mit Berechnung, die Authentizität dem Kalkül zu opfern. Viele trauen sich nicht mehr, etwas von sich zu geben, weil sie Angst haben, es würde nicht genügen, usw.

Erfolg im Leben ist aber relativ. Jeder Mensch hat bestimmte Lebensthemen, mit denen er/sie sich auseinandersetzen muss. Dabei zählt letztlich unterm Strich, ob er/sie sich mit Hingabe aber klug und achtsam ganz in das, was für ihn/sie wichtig ist, hineingibt.

Sowohl Übungen, die auf einer konkreten, als auch Übungen, die auf einer symbolischen Ebene den Prozess des Gebens und Nehmens ausdrücken, helfen, eine persönlich günstige Voreinstellung für das Bild und allgemein zu sich selbst zu gewinnen.

Kommentar zum Wortlaut der Fremdentspannung und des Bildes:

Ad (1)

Auch diese Fremdentspannung beginnt mit den Auflageflächen. Gerade für das Geben und Nehmen ist das Gefühl, getragen zu sein und nicht festhalten zu müssen, wichtig. Die Körperfühlübung zum Thema ist hier trotzdem vergleichsweise kurz, weil ich noch nicht auf die Tiefenentspannung für das Bild, sondern auf die Assoziationsübung hinsteuere, für die eine mittlere Entspannungstiefe angesagt ist.

Ad (2)
Bei der Assoziationsübung spreche ich die einzelnen Punkte eher beiläufig an. Das hat folgende Gründe: Einmal hat sich gezeigt, dass durch die Vorbereitung der Körperübungen (bzw. wenn man keine Körperübungen vorher machen will, durch Gespräche) das Thema vorbewusst schon da ist und schnell ins Bewusstsein tritt. Dann scheint die beiläufige Ansprache die Schwelle, bewusste Filter einzuschalten, zu senken. Wichtig finde ich zudem, etwas Zeit zu lassen, damit sich die Vorstellung konkretisieren kann, dann aber verschiedene Aspekte anzusprechen, die mit dem Thema: »Wie sehe ich mich in der Zukunft?« zu tun haben könnten.

Außerdem haben viele Menschen zwei oder drei verschiedene Optionen für sich und dem möchte ich auch Raum geben. Es wird also die Möglichkeit gegeben, noch eine andere Vorstellung zu entwickeln. Von Bedeutung ist es, – außer der Frage nach den Gefühlen – die körperliche Beobachtungsebene anzusprechen. Manchmal werden Gefühle gar nicht so deutlich, aber körperlich verändert sich durch die Vorstellung einiges, wodurch der/die TräumerIn indirekt seine/ihre Einstellung erschließen kann.

Ad (3)
Hier tritt die zweite Phase der Entspannungsübung ein. Die TräumerInnen gehen aus der Vorstellung heraus und mit der Aufmerksamkeit zum Körper. Die folgende Arbeit mit dem Bild von der Größe der Erde und der Leichtigkeit, mit der der Mensch getragen wird, löst einmal eventuelle Verspannungen der vorhergehenden Assoziationsübung. Sie bereitet aber auch zweifach auf das Bild vor: Sie schafft eine sehr tiefe körperliche Entspannung, indem sich mit dem Bild die individuelle Verspannung mit der Vorstellung von der Größe der tragenden Erdkugel löst. Sie schafft zudem eine heiter zuversichtliche Einstellung zur Zukunft und möglichen Problemen durch ebendiese Vorstellung der großen, großen Erde.

Ad (4)
Weiter oben habe ich bereits beschrieben, dass die Vorstellung des Aus- und Einatmens eine besondere symbolische Bedeutung für das Geben und Nehmen hat. Wie schon die Vorstellung von der Erdkugel hat auch der Kontakt zum Atem die Funktion, zu entspannen und körpersymbolisch das Unbewusste auf das Bild vorzubereiten. Dabei finde ich es gut, zuerst das wunderbar Sinnvolle des Atemweges und das selbstverständlich Harmonische im Atemrhythmus zu beschreiben und von da, wenn ein Kontakt zum Atem entstanden ist, auf den Ausatem und seine spezielle Sichtweise zu kommen.

Ad (5)
Die eigentliche Bildvorstellung ist relativ kurz. Das liegt daran, dass vorher schon über die Assoziationsübung an dem Thema gearbeitet wurde, hat aber auch damit zu tun,

dass das Bild einfach und klar ist. Es stellt nur eine Momentaufnahme dar und beschreibt keinen Prozess. Weil es so direkt und wenig verschlüsselt ist, führe ich es in einer leicht verfremdeten, poetisch magischen Atmosphäre ein. Würde es zu prosaisch eingeführt, hätte ich die Befürchtung, dass sich das Unbewusste einer Antwort verweigern würde, weil die Frage zu direkt ist.

Beim Herausgehen aus dem Bild spreche ich noch einmal die Vorstellung von dem Bild der Erde an. Das ist für unsere Vorgehensweise etwas ungewöhnlich, aber ich empfinde hier eine tolle Chance, auf einfache und organische Art Positives Denken über die eigentlich nur ausklingende Zurückführung in den normalen Wachzustand hineinzubringen. Der Schluss wird auf die übliche Art angeleitet.

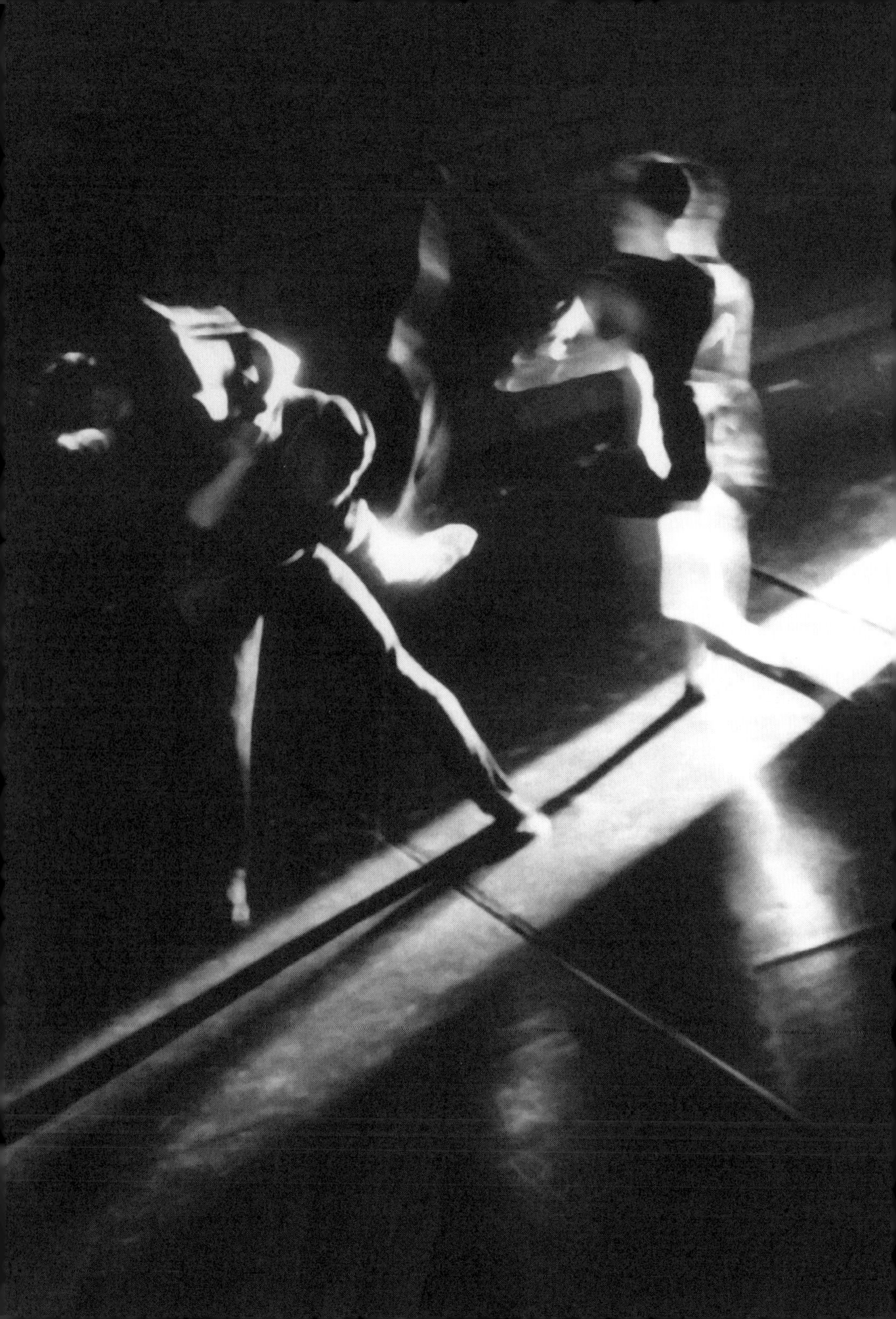

Bild 8
Der Feuertanz
Thema: Fluss des Geschehens, Geben und Nehmen

Der Wortlaut der Entspannung und des Inneren Bildes

Körperfühlübung: Auflage und Fluss im Körper

Probiere bitte aus, ob deine Gliedmaßen wirklich so liegen, dass die Position entspannt ist, und wenn du diese Position gefunden hast, lass dich bewusst auf den Boden nieder. Stell dir vor, du sinkst zum Boden, als ob unter dir jemand die Luft rauslässt aus einer Luftmatratze, und du sinkst richtig fest runter und lässt ganz genüsslich die Schwerkraft auf dich wirken.

Du fühlst die Auflage. Guck, an welchen Stellen du besonders fest und schwer aufliegst, an welchen Stellen der Körper besonders viel Gewicht an den Boden abgibt, ... und spür diese Wirkung und gib dich ihr ganz hin! ... Guck dann, an welchen Stellen du nur leicht aufliegst, und fühl auch an diesen Stellen den Kontakt zum Boden! Fühl die Unterstützung durch den Boden, dieses schöne Gefühl, sich tragen zu lassen, und fühl dann alle die Flächen, die zwar zu deiner Rückseite gehören, aber wo du nicht direkt aufliegst.

Lass dich auch da tragen; stell dir vor, da ist eine warme Luftbrücke, die dich von unten stützt. Fühl den Kontakt zum Boden, die Verbindung, und überlasse dich dann immer mehr der Entspannung; (1) das Blut fließt gleichmäßig durch alle Adern, du fühlst dich warm, entspannt, gut durchblutet, der Atem fließt ganz von selbst ein und aus; und du kannst diese winzige Bewegung, die mit dem Atem einhergeht, im ganzen Leib spüren, auch wenn sie nur ganz, ganz klein ist. Das ist so ein schönes, lebendiges Gefühl, ... du nimmst die Luft in dich auf, gibst der Luft Raum in dir, und nachdem du sie in dich aufgenommen hast, gibst du die Luft wieder ab; du lässt sie aus dir herausströmen, so dass du das ganze Leben immer diesen Austausch hast, dieses Geben und Nehmen von innen nach außen und zurück. (2)

Geh jetzt zu deinen Handtellern, konzentriere dich auf die Innenseiten deiner Hände, aber auch noch auf etwas mehr, nämlich die Finger, die ganzen Innenseiten der

Hände. Fühl, wie die Durchblutung da besonders stark ist, wie all die kleinen Adern geöffnet sind und du diese Wärme so richtig intensiv spüren kannst.

Pause

Wechsel jetzt die Aufmerksamkeit, behalte die Hände noch darin, aber geh dann insbesondere zu deinen Fußsohlen! Fühl, wie sich da die ganzen kleinen Haargefäße und Adern erweitern, so dass das Blut durch deine Fußsohlen fließt und du ein intensives Wärmegefühl unter den Füßen spüren kannst.

Pause

Geh dann mit der Aufmerksamkeit auf eine Stelle an Hinterkopf und Nacken; ungefähr da, wo – wenn du zwischen den Ohren eine Linie durch den Hinterkopf ziehen würdest – der obere Teil der Wirbelsäule die Schädelbasis trifft und den Kopf trägt. Dort bilden sich oft Verspannungen, und du spürst jetzt, wie sich da die Muskulatur löst, und du fühlst ein intensives Wärmegefühl in einem Gebiet ungefähr so groß wie ein Tischtennisball an der Schädelbasis.

Pause

Stell dir jetzt vor, dass diese fünf Flächen und Bereiche, also deine beiden Handinnenseiten, deine beiden Fußsohlen und dieses runde, ballförmige Gebiet oben im Nacken, dass die durch leuchtende Bahnen im Körper verbunden sind, durch die Energie fließt, und diese Bahnen treffen sich an einem Knotenpunkt, und der ist im Bauch, ungefähr in der Mitte zwischen Bauchnabel und Brustbein, also in etwa am Magenausgang, wo das Sonnengeflecht sitzt. Du spürst, wie eine strömende Wärme entsteht, und das ist sozusagen das Zentrum, die Kreuzung dieser Energiebahnen, die Füße, Hände und den Nacken verbinden. (3)

Pause

Bildinduktion: Feuertanz

Überlasse dich dann jetzt ganz der Entspannung, die sich mit deiner Phantasie verbindet, den Anregungen und Inneren Bildern, die wie ein Traum in dir aufsteigen, und lasse dann vor deinem inneren Auge einen Festplatz draußen im Wald entstehen, wo Menschen um ein großes Feuer herumtanzen; es ist ein altes, mythisches Fest, es ist warm, das Feuer brennt in der Mitte, und überall tanzen Menschen und zwar Menschen ganz verschiedener Art, Junge, Alte, Menschen von überall her, Menschen, die du anziehend findest oder abstoßend, Menschen, die du gerne kennenlernen möchtest oder Menschen, die dich erschrecken, Kinder, Dicke, Dünne, Hässliche, Schöne, alles und auch Fabelwesen; Tiere, Gnome, Kobolde, alles ist da, und alle tanzen miteinander, und die Regel ist die, dass jeder mit jedem tanzen kann, also wenn jemand von diesen ganzen Wesen und Gestalten auf dich zugeht und mit dir tanzen möchte, machst du das mit, danach kannst du wieder gehen; und du kannst dir auch Jeden aussuchen, den du möchtest, und die tanzen auch mit dir, wenn du sie aussuchst und nehmen willst. ... Überlasse dich einfach dem, was geschieht, überlasse dich einfach ganz dieser Vorstellung! ... (4)

Pause *und*
mittelalterliche Tanzmusik

Guck, was passiert, was dir geschieht und was du machst, ob du Spannungen aufbaust, oder alles gutgeht. Überlasse dich bei allem, was geschieht, immer weiter der Entspannung, du kannst dich völlig dem Geschehen hingeben. (5)

Pause

Rückführung

Guck jetzt wieder, wie du dich fühlst. Behalte diese Vorstellungen, die in dir entstanden sind, weiter für dich, aber konzentriere dich dabei ganz bewusst auf den Boden, die Entspannung! Guck, ob irgendwo in dir unangenehme oder sonst welche Spannungszustände entstanden sind, und lass diese Zustände ganz einfach durch den Kontakt mit dem Boden in den Boden abfließen. Spüre, wie der Boden dich trägt und wie diese ruhige, sichere Kraft vom Boden sich ganz auf dich überträgt und du schwer, warm und entspannt bist. (6)

Pause

Achte dann auch noch einmal auf den Atem, auf den ständigen Wechsel zwischen Ein- und Ausatem, die Vorstellung, dass im Leben ein ständiger Fluss zwischen dem Geben und Nehmen des Atems ist, dem Wechsel dazwischen, dass du etwas in dich hineinnimmst, ihm Raum gibst und es wieder aus dir heraus in den Raum gibst, ... und lass dann das Bild – das du hattest – endlich ganz bewusst in den Hintergrund treten. Konzentriere dich körperlich klar auf die Flächen, mit denen du Bodenkontakt hast. Fühl auch noch einmal die Wärme an den Fußsohlen, den Handflächen, im Nacken und im Bauch, am Sonnengeflecht, wo sich die leuchtenden Energiebahnen in deinem Körper treffen. (7)

Pause

Bereite dich dann in aller Ruhe und ganz gemütlich darauf vor, wieder aktiv zu werden und in das äußere Leben einzutreten. Stell dir vor, wie das ist, wenn du dich wiederaufrichten wirst und der Kreislauf den nötigen Blutdruck aufbaut, so dass du munter, aktiv und gelassen wieder in den normalen Tagesablauf eintreten kannst. Mach das in deinem eigenen Tempo, und spür, wie in dir die Kräfte entstehen zum Wach – Sein. (7)

Kommentar: Philosophie, Archetypen, psychologische Bedeutung

Wie die »Wahrsagerin« gehört auch der »Feuertanz« nicht zum klassischen Repertoire der Oberstufe des »Autogenen Trainings«. Beide symbolisieren verschiedene Ebenen der Unterrichtseinheiten »Geben und Nehmen«. Während in der »Wahrsagerin« diese Fragen so direkt angesprochen werden, wie sonst nie in einem Bild des »Katathymen Bilderlebens«, geht es im »Feuertanz« um die Metaebene, in der sich das »Geben und Nehmen« auflöst. In mehreren Ebenen wird eine Einstellung angesprochen, die, wenn sie gelingt, einen ständigen Fluss zwischen Menschen und sogar allgemein einen Fluss des Lebens an die Stelle des isolierteren »Gebens und Nehmens« stellt.

Insofern hat dieses Bild gar nicht direkt mit dem Thema zu tun. Auf dieser Metaebene passt es aber perfekt. Wehrt sich ein Mensch gegen den Fluss der Ereignisse, der Dinge und der Interaktionen, so treten Fragen wie: »Gebe ich mehr, als ich bekomme? Bekomme ich, was ich will?« und Ähnliches auf.

Probleme auf dieser Ebene äußern sich in dem Bild als schwierige Situationen, wie, dass jemand mit schrecklichen Gestalten tanzen muss oder sich nicht holen kann, wen er/sie will.

Oft entstehen aber schöne Bilder, in denen es gelingt, sich Tänzen mit einer Vielzahl verschiedener Menschen oder Wesen zu überlassen und auch selbst steuernd so einzugreifen, dass man mit WunschpartnerInnen tanzt. Solcherart gelungene Bildern sind aber fast dadurch charakterisierbar, dass die TräumerInnen nicht in erster Linie konkrete Wünsche verwirklichen, sondern gerade den Durchbruch dahingehend schaffen, sich dem Tanz an sich und unterschiedlichen PartnerInnen freudig zu Überlassen.

Allgemeine positive Einbindung durch Körpererfahrung und Empfindungsschulung

Die Körperarbeit benutzt zu diesem Thema einen ungewöhnlich weitgespannten Methodenkanon. Zum einen werden verschiedenartige lösende Übungen für den oberen Raum verwandt; diese gehen nicht so weit, wie beim Thema »Fliegen« und sollen neben dem Lösen vor allem sensibilisieren.

Zum anderen gibt es Übungen, die speziell eine Verbindung von der Empfindungsschulung zum »Geben und Nehmen« schaffen. Diese sind zum Teil sogar bewusst so konzipiert, dass bestimmte typische Projektionsmöglichkeiten, die Menschen oft in Bezug auf »Geben und Nehmen« haben, durch die und in der Empfindungsschulung eröffnet werden.

Außerdem gibt es Übungen aus ethnischen Tanzformen, die »Geben und Nehmen« als rituellen Tanz erlebbar machen, und schließlich kann man »Geben und Nehmen« auch tatsächlich als Tanztheater improvisieren.

Hierbei wird das Thema in erster Linie angeregt. Es wird nicht so wie beim »Baum« oder dem »Fliegen« eine Selbstheilungskraft angesprochen. Durch die Anregung des Prozesses geschieht eher eine intensive Selbsterfahrung. Durch das ständige Üben des Prozesses »Geben und Nehmen« jedoch bekommt diese Selbsterfahrung eine Richtung dahin, sich diesem Prozess auch im allgemeinen Leben mehr zu überlassen, was sich im Bild entsprechend ausdrücken kann.

Überhaupt hat eine gute Körperarbeit diese Richtung auf das Annehmen-, das Sich – Dem – Fluss – Überlassen – Können. Durch sie werden die Menschen stärker, können mithin mehr riskieren, sich Prozessen zu überlassen. Sie werden aber auch achtsamer, was in diesem Falle eine nicht zu überschätzende Rückversicherung gegen schmerzhafte Reinfälle ist. Das Festhalten kommt schließlich auch nicht von ungefähr, sondern ist Resultat von schlechten Erfahrungen, mangelndem sozialem Know-How, was alles zusammen zu Einschätzungen führt, dass man im freien Spiel nur verlieren und deshalb besser festhält. Was hier geschehen kann, ist also einmal »Lust auf Fluss« und ein spielerisches »Sich – Einlassen« auf den Prozess, dann mehr Kompetenz im Prozess, mehr Power und mehr Achtsamkeit.

Kommentar zum Wortlaut der Fremdentspannung und des Bildes:

Ad (1)
Hier benutze ich eine etwas modifizierte Form, Entspannung über Schwere und Bodenkontakt herzustellen. Diese Form, in der die Teile, die nicht direkt aufliegen, miteinbezogen werden, ist einfach schön, und nachdem der normale Weg über die Auflage schon des Öfteren benutzt wurde, ist diese Veränderung hier angemessen.

Da »Geben und Nehmen« mit Fluss – konkreter damit, den Fluss des Geschehens zu akzeptieren und sich diesem Fluss zu überlassen – zu tun hat, ist es wichtig, einen guten Bodenkontakt als Basis zu schaffen. Das folgt in etwa der gleichen Logik, nach der der »gute Bodenkontakt« (in den Bildern 2 und 3, »Baum« und »Fliegen«) die Grundlage für die Lösung des »oberen Raumes« bildete. Der »obere Raum« wird ja übrigens auch für diese Bildvorstellung in der Körperarbeit gelöst und sensibilisiert: Menschen können nur dann loslassen, sich dem Fluss der Dinge überlassen, wenn sie sich sicher und geborgen – auf festem Grund – fühlen.

Ad (2)
Dann wird dieser Fluss, in den sich das Geben und Nehmen einfügen kann, als körperlicher Vorgang angesprochen. Einmal geschieht das über den Blutstrom im Körper, der zudem durch seine Eigenschaft, angenehm warm zu sein, die Entspannung sehr fördert. Dann geschieht es vor allem durch den Atemfluss, der – wie schon erwähnt – als besondere Nahtstelle zwischen Bewusstem und Unbewussten einen zentralen Stellenwert hat. Hier hat der Atem noch die spezielle Bedeutung, dass ja tatsächlich ein ewiges Geben und Nehmen stattfindet. Immer wird Luft von außen genommen, und immer wird etwas vom Menschen abgegeben. Gerade das Ausatmen hat diese ganz besondere übertragene Bedeutung. Es wird ständig in Zusammenhang gesehen mit »Leben einhauchen« und Ähnlichem. Mit dem Ausatmen scheint der Mensch etwas Wesentliches von sich selbst zu geben.

Fast schon zu viel der Symbolik, ist nun dieses Geben und Nehmen des Atems auch noch in ständigem Fluss.

Ad (3)
Diese Übung ist als Vorbereitung für das Bild des Feuertanzes besonders geeignet, weil es zugleich sehr tief entspannt, aber auch – in der Entspannung – eine energetische Basis für Bewegung darstellt. Das Bild der Wärmezentren, die durch leuchtende Energiebahnen verbunden sind, übersteht gewöhnlich als Entspannungsbild auch die turbulentesten Tanzszenen. Außerdem lenkt es die Aufmerksamkeit noch auf die Schädelbasis, die bereits als zentrale kritische Stelle (Verspannung!) erwähnt wurde und die dazu noch wichtig für eine »gute« Bewegungssteuerung ist.

Das Sonnengeflecht ist ein anderer Punkt, der wichtig für die organismische Umschaltung auf Entspannung ist. Es wäre allerdings wichtig, direkt vor der Entspannung das Sonnengeflecht lokalisiert und angeregt zu haben. Das kann durch leichte kreisende Bewegungen des Zeigefingers ungefähr auf der Mitte zwischen Bauchnabel und dem unteren Ende des Brustbeines geschehen.

Ad (4)
Dieses Bild ist klar und spricht für sich. Ich gebe einige Möglichkeiten vor, so dass die Phantasie genügend Anregungen hat, der Rest geschieht – unterstützt von der Musik – von selbst. Bei der Einführung des Bildes achte ich darauf, dass ich keine Vorabfestlegungen durch die Formulierung oder Ansprache der Gegebenheit bewirke. Die Situation sollte nur die direkt wesentlichen Elemente: Tanz, TeilnehmerInnen des Tanzes und die Regeln enthalten. Bei den Regeln muss deutlich werden, dass jeder mit jedem, der ihn auswählt – zumindest für einen Tanz – tanzen soll. Das sollte aber so formuliert sein, dass es zwar klar ist, aber nicht als Zwang, als einengende, beängstigende Festlegung empfunden wird. Das würde gerade das Festhalten und Sich – Wehren fördern und den Fluss verhindern.

Ad (5)

Das Tanzen und die soziale Situation stellen zugleich eine positive Anregung und einen sozialen Stress dar. Das kann dazu führen, dass TeilnehmerInnen so stark reagieren, dass sie erhebliche Spannungen aufbauen, die das Erleben negativ beeinflussen und sogar völlig aus dem Bild und der Entspannung herausführen können. Daher betone ich den Entspannungsfaktor noch einmal. Das eventuell stressende Bild wird jetzt noch einmal ganz klar mit Entspannung gekoppelt, was eine gelassenere Einstellung ermöglicht.

Ad (6)

Nach einiger Zeit führe ich aus der Entspannung wieder heraus.
Ich lasse aber noch einmal eine Pause, um in einem Schwebezustand, in dem das Bilderleben noch spürbar ist, die Kombination zwischen entspanntem Körperzustand und anregendem Bild wirken zu lassen.

Ad (7)

Erst nach einer Pause führe ich endgültig von dem Bild weg ganz zur körperlichen Empfindung, bei der ich den Fluss und das »Geben und Nehmen« auf Körperebene noch einmal direkt anspreche. Wegen der ziemlich komplexen Verschränkung der Ebenen stelle ich diese Verbindung ein letztes Mal her, bevor ich endgültig von dem Bild weggehe und die Ebene der Energiebahnen aufgreife. Ihre Ansprache führt zu einer tiefgreifenden Entspannung. Die stellt die Voraussetzung dar für ein Zurückgehen zur normalen Spannung. Vor dem endgültigen Weg aus der Entspannung in den normalen Spannungszustand mache ich aber noch eine kurze Pause, um TräumerInnen, die sich bei der Vorstellungsübung verspannt hatten, einen Moment der Entspannung zu ermöglichen.

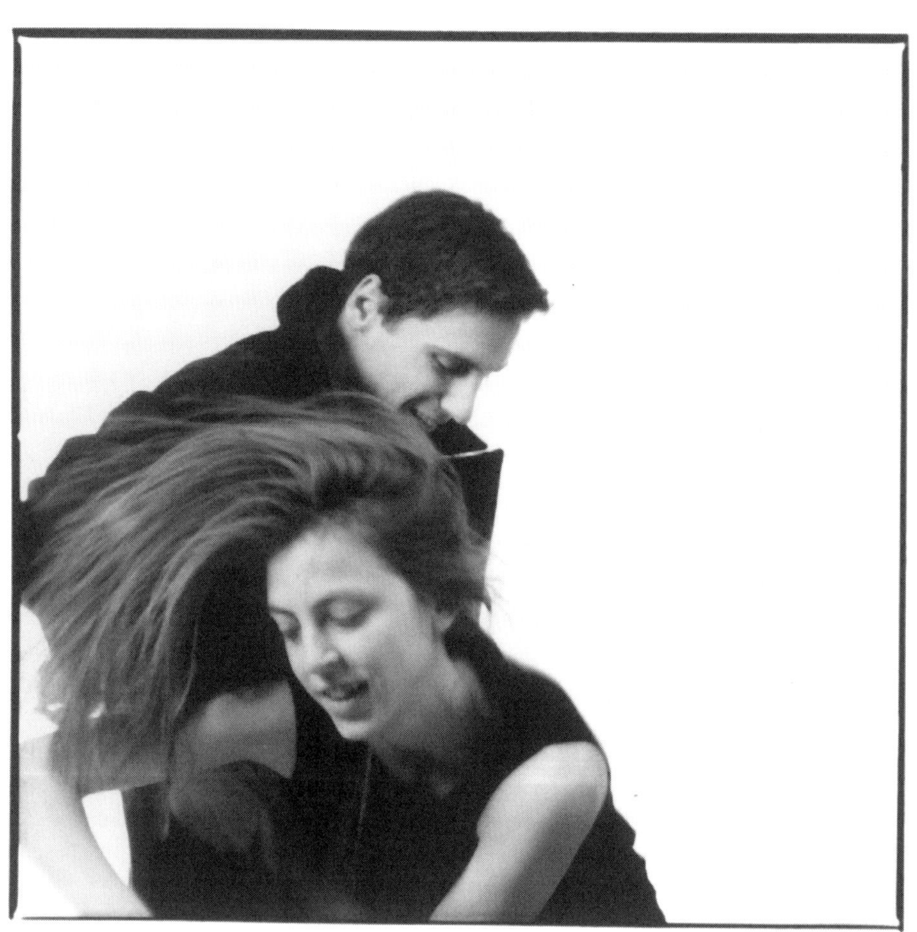

Bild 9
Das Haus
Thema: Die Persönlichkeit, das Verborgene und Überraschende in mir

Der Wortlaut der Entspannung und des Inneren Bildes

Körperfühlübung: Auflagefläche und Gesicht

Leg dich bequem und entspannt hin, und probiere aus, ob die Position, in der du liegst, richtig ist, oder ob du noch irgendetwas verändern möchtest. Guck, ob du dich so richtig schön ausgebreitet hast, oder ob irgendetwas nicht stimmt, denn dann musst du das vorher noch verändern.

Guck also, ob du richtig gut so liegst, wie du möchtest. Geh jetzt mit deiner Aufmerksamkeit zu den Stellen des Körpers, mit denen du auf dem Boden aufliegst, ... und konzentriere dich etwas auf diese Auflageflächen: Fühl, wieviel Gewicht über diese Stellen an den Boden abgegeben wird: ... Fühl, wie schwer du bist, ... und entscheide dich ganz bewusst, dein Gewicht – die Schwere – anzunehmen, zu genießen, und überlasse dich ganz der Wirkung der Schwerkraft; lass dich tragen vom Boden! Und guck, wie schön das ist, dass du überhaupt nichts selbst dazu beitragen musst, sondern so, wie du bist, ist das gut; du kannst dich tragen lassen, und alles ist gut so, wie es ist. (1)

Pause

Fühl nochmal insbesondere die Auflage am Becken, also das Gewicht, die Fläche, mit der dein Becken auf dem Boden liegt und die Länge der Beine, den leichten Druck auf die Fersen; wie deine Beine aufliegen; lasse die Beine in ihrer ganzen Länge, mit ihrem ganzen Gewicht tragen!

Fühl jetzt die Auflage des Oberkörpers; guck, an welchen Stellen der Rücken Bodenkontakt hat; fühl den leichten Druck auf die Schulterblätter, ... aber spür, wie der Rücken auch an den Stellen, die nicht direkt auf dem Boden aufliegen, getragen und entspannt ist!

Fühl jetzt, wie aus den Schultern heraus deine Arme in ihrer ganzen Länge auf dem Boden aufliegen! Fühl ihre Auflage, auch die der Hände, und genieße es, die Arme tragen zu lassen!

Fühl jetzt das Gewicht deines Kopfes, ... fühl den leichten Druck auf den Hinterkopf, fühl, wie schwer dein Kopf ist und wie schön das ist, dass du ihn hier ganz ablegen kannst, ... und wenn du von diesem leichten Druck ausgehst, den du dort spürst, wo das Gewicht des Kopfes am Hinterkopf auf dem Boden ruht, dann spür die ganze Kopfhaut mit deinen Haaren, fühl die Durchblutung der Kopfhaut und ihre Wärme, auch im Nacken ... und um den Kopf herum. Die Stirn ist glatt und entspannt, ... die Augenbrauen sind gelöst, ... die Ohren sind gut durchblutet. ... Fühl besonders die Entspannung in den Augen! ... Die Augenlider und die Gegend um die Augen herum – auch die Augäpfel – sind gelassen, ruhig und entspannt, ... die Wangen sind weich und gelöst, ... die Nase und die Nasenlöcher geben dir ein sehr angenehmes Gefühl, wenn du spürst, wie die Luft beim Atmen ein- und ausströmt, ... die Lippen sind gelöst und entspannt, ... fühl die Entspannung auch am Kinn und an der Kehle, ... und geh mit der Aufmerksamkeit jetzt in den Mundraum! Zunge und Gaumen sind entspannt und weich, fühl die Zähne und das Zahnfleisch, ... und spüre die Kau- und Kiefermuskulatur! Du kannst von innen und außen Kontakt zur Kau- und Kiefermuskulatur aufnehmen. Fühl, wie Kiefer und Schädelbasis ganz warm, weich und durchblutet sind, (2) ... und überlasse dich immer mehr der Entspannung, ... fühl, wie die Entspannung mit jedem Ausatmen tiefer wird! ...

Bildinduktion: Haus

Lass dann vor deinem inneren Auge das Bild eines Hauses entstehen. Das kann irgendein Haus sein, was du schon einmal gesehen hast oder ein Haus, was jetzt ganz neu in deiner Phantasie entsteht, und du guckst dir dieses Haus an; wo steht es, wie sind die Lichtverhältnisse, wie sieht die Fassade aus, die Fenster, das Dach, wie passt das Haus in seine Umgebung, ... und wie wirkt das Haus auf dich? ... Welche Gefühle löst das Haus in dir aus? ... Möchtest du es gerne kennenlernen, möchtest du da reingehen? Oder denkst du, das könnte eher kritisch sein, möchtest du lieber nicht hinein? Guck einfach, wie das so auf dich wirkt, und überlasse dich ganz dem, was geschieht! Guck dir den Eingang an und die Haustür, ... und stell dir vor, was passiert, wenn du da hineingehen würdest! ... Entscheide dich dann, da hineinzugehen und dich in dem Haus umzugucken. Ich überlasse dich jetzt etwas dieser Reise durch das Haus und nehme dann gleich noch einmal Kontakt zu dir auf. (3)

Pause, nach einiger Zeit
Musik von Débussy

Gut, ich fang jetzt nochmal an und frage dich, wo du jetzt bist in dem Haus; was hast du erlebt, wie fühlst du dich? Ich möchte deine Aufmerksamkeit nun auf eine Stelle richten, an der du noch nicht warst; es gibt hier ein etwas verborgenes Zimmer; du gehst jetzt da hin und siehst die Tür des versteckt gelegenen Zimmers, und du hörst, dass dahinter in dem Raum einige Leute sind. Du entschließt dich, da hineinzugehen, machst die Tür auf, und alle gucken dich an! Schau, wie du dich dabei fühlst. Ich überlasse dich weiter dem, was jetzt geschieht und wie sich die Situation weiterentwickelt. (4)

Pause

Rückführung

So, ich nehme jetzt wieder Kontakt zu dir auf: Wo bist du, was ist geschehen, wie ist die Stimmung? Guck, was mit dir und dem Haus passiert ist, wie fühlst du dich? ... Lass dann das Bild undeutlicher und schwächer werden, lass es langsam in den Hintergrund treten, behalte es für dich in dir, und konzentriere dich wieder ganz auf die Entspannung! Fühl den Kontakt zum Boden, lass dich tragen, fühl die Schwere und die Wärme. Fühl, wie mit dem Ausatmen noch mehr Schwere in dir entsteht; ... und beginne jetzt den Rückweg: Aus der Entspannung heraus näherst du dich langsam und in deinem Tempo deinem normalen Wach- und Spannungszustand wieder an, und du spürst, wie die Muskelspannung wieder zunimmt. Vielleicht willst du dich recken und strecken; der Atem wird langsam wieder tiefer, und das Herz schlägt kräftiger. ... Der Blutdruck nähert sich wieder dem normalen Level an, das dich dazu befähigt, aufrecht und wach zu sein. Die Sinne nehmen die Außenwelt wieder wahr, und du kommst in deinem Tempo wieder in deinen normalen Zustand des Wachseins zurück. (5)

Kommentar: Philosophie, Archetypen, psychologische Bedeutung

Das Haus ist wieder ein klassisches Bild. Es gilt als Bild, durch das sich eine Sichtweise der eigenen Persönlichkeit ausdrückt. Bei vielen haben die Zimmer, ihre Inhalte, Menschen, Stimmungen und deren Ausdehnung mit Teilen und Aspekten der eigenen Persönlichkeit und deren relativer Bedeutung und Zugänglichkeit zu tun.

Ich muss hier einfach noch einmal darauf hinweisen, dass die TeilnehmerInnen immer selbst als erste und am besten merken, ob ihr Bild überhaupt eine übertragene Bedeutung hat, und welche Bedeutungsrichtung es gibt. Viele Bilder stehen einfach nur für sich als Teile des unendlichen Spiels der Formen und Umgestaltung der Formen des Lebens in Phantasie und Bewusstsein. Andere bedeuten etwas in einem assoziativen, nicht symbolischen Zusammenhang. In diesem Beispiel wäre das ein Haus, in der/die TräumerIn vor kurzem war. Die Ausgestaltung des Bildes kann also einerseits einfach nur auf bestimmte Dinge im assoziativen Kontext hinweisen oder außerdem zusätzlich doch für etwas im übertragenen Sinn stehen. Frei erfundene oder gefundene Bilder von Häusern sind meist eindeutige Gestaltungen des Unbewussten mit übertragener Bedeutung. Der übertragene Sinn aber muss nicht einmal unbedingt in die Richtung gehen, die ich hier beschreibe. Diese Richtung ist nur eine naheliegende – eine z.T. in der Literatur beschriebene – und entspricht der Erfahrung, die ich in vielen Kursen gesammelt habe.

Es ist also wichtig, bei der Besprechung des Bildes immer bei null anzufangen und ohne Vorurteile zu fragen, ob überhaupt und wenn ja, was das Gesehene bedeutet haben könnte.

Im Falle des Hauses geht es weniger um übertragene Bedeutungen und eine komplex verschlüsselte symbolische Ebene. Vielmehr gibt es klare, einfache und direkte Entsprechungen.

So liegt nahe, dass verfallene, düstere, verschlossene oder bedrohliche Häuser für entsprechende Eindrücke hinsichtlich der eigenen Persönlichkeit stehen. Schöne, heimelige, einladende und heitere Häuser werden in Zusammenhang mit intakten persönlichen Strukturen gesetzt. Dabei muss immer im Einzelnen geklärt werden, was (in der Ausgestaltung der Zimmer, der Menschen und Stimmungen im Traumbild) konkret womit in Beziehung gesehen werden kann. Die Wendung, die ich dem Bild mit dem letzten Teil (verborgenes Zimmer, und »alle gucken dich an«) gebe, hat dann wieder mit einem speziellen Aspekt zu tun, in dem komplexe symbolische Bedeutung liegt:

Die meisten Menschen haben Probleme damit, einfach vor anderen zu bestehen. Sie haben das Gefühl, etwas Besonderes tun zu müssen und werden verlegen, wenn sie ohne Absprache »einfach so« da sein sollen. Das hat oft damit zu tun, dass Teile des eigenen Körpers, das Gesicht und/oder Aspekte der eigenen Persönlichkeit nicht so akzeptiert werden können, wie sie sind. Bereiche der Vergangenheit und bestimmte Wünsche sind verdrängt. Die Menschen haben Angst, abgelehnt zu werden, wenn andere »dahinter« kommen. Das wird schnell aktuell in Situationen, in denen persönliche Präsenz gefordert wird und ist im Leben für viel Krampf verantwortlich. Das kann so weit gehen, dass jemand das, was in ihm/ihr steckt, überhaupt nicht zeigen kann und aus Angst eine seltsame Voranpassung an anonyme Richter leistet, die in allen anderen Menschen gesehen werden. Dadurch kann ein Mensch niemals zu dem finden, was in ihm/ihr steckt und er /sie eigentlich machen sollte und könnte. Deshalb bringe ich am Schluss noch das verborgene Zimmer ins Spiel und gebe dem Bild diese Wendung. Darin aktualisiert sich schnell eine solche Tendenz sozialer Angst und Selbstbewertung. Jemand, der von einer entsprechenden Angst geprägt ist, wird diese Situation kritisch finden, andere werden das undramatisch erleben.

In der allgemein positiven Atmosphäre und vor dem Hintergrund stützend vorbereitender Übungen kann ein solcher schmerzlicher Hinweis auf die nicht genutzten Möglichkeiten der Selbstaktualisierung ein heilsamer Schock und ein starkes Aufbruch Signal sein.

Allgemeine positive Einbindung durch Körpererfahrung und Empfindungsschulung

Hilfreich sind Selbstsicherheitstrainings – wenn sie gut gemacht sind – und bestimmte körperliche Übungen, durch die sich Menschen (ohne dafür etwas tun zu müssen und ohne sich selbst zu bewerten) in Kontakt erleben können: Alle Übungen, die behutsam Situationen aufbauen, in denen persönliche Konfrontation (im Sinne von Präsenz, nicht von Gegnerschaft) geübt wird, bereiten eine versöhnliche Sichtweise vor. Sie öffnet auch in aktuellen Schwierigkeiten die Perspektive auf das Entwicklungspotential, welches in jedem Menschen steckt.

Die persönliche Eigenart kann als etwas Wertfreies erlebt werden, was nicht erklärt werden muss; als etwas, das einfach da ist und Menschen in eine echte Begegnung bringen kann.

Dafür sind sorgfältig abgestimmte Übungen nötig, in denen sich der einzelne in Kontakt mit anderen Menschen erleben kann. Die Übungen sollten aus Entspannungs-, Performance- und Selbstsicherheitstrainings stammen und allgemein alle Bereiche aus Gruppentherapien, Sensory Awareness und Theater beinhalten, die das einfache Dasein im Angesicht anderer Menschen fördern. Dadurch werden ganze Erlebnis- /Verhaltensketten in Bewegung gesetzt, die im Groben so funktionieren, dass

- die Gelassenheit aus dem Präsenztraining zu einem anderen, günstigeren Verhalten führt.
- Dadurch reagieren die anderen Menschen positiver,
- was wiederum das Bild von sich und das Selbstwertgefühl verbessert.
- Das verstärkt das positive Verhalten noch mehr, die anderen reagieren darauf bestätigend und so weiter.

Das dauert natürlich, hat Rückschläge und kann an Punkte führen, die sich auf der Ebene dieser Übungen nicht lösen lassen. Ein Anfang wird aber schon in den Trainings gemacht, und dieser Anfang beeinflusst die emotionale Tönung und die Richtung des Bildes vom Haus und dem Zimmer mit den Menschen darin.

Kommentar zum Wortlaut der Fremdentspannung und des Bildes:

Ad (1)

Der gewöhnliche Weg über Schwere und Auflage – Empfinden soll zum einen natürlich in die Entspannung führen, ohne die kein Bild dieser Art denkbar ist. Durch die Betonung darauf, dass der/die TräumerIn sich tragen lässt und alles in Ordnung ist, wird das Entspannungstraining dann aber in die Richtung dieser Selbstakzeptanz gebracht, auf die es auch später im Bild ankommt.

Ad (2)
Nachdem ich die Auflageflächen gründlich durchgegangen bin, lege ich den Schwerpunkt auf die Entspannung des Gesichtes. Anspannung und Situationen von (als stresshaft erlebter) Konfrontation sind in allen möglichen Körperteilen spürbar. Die Hände verkrampfen sich, und vieles andere geschieht im Körper. Am vielfältigsten deutlich wird sozialer Krampf aber im Gesicht. Darauf schauen wir, wenn wir einen anderen einschätzen wollen, und das Gesicht ist das Hauptkommunikationsmittel für Befindlichkeit.

Im Gesicht speichern sich die Spuren des gefrorenen Lächelns, der Anstrengungsfalte über der Stirn, der mahlenden Kiefer und anderes. Deshalb nehme ich die Gesichtsentspannung – die sowieso an sich bedeutsam ist und gemacht werden sollte – bevorzugt als Vorbereitung zu diesem Bild. Darin geht es um die Persönlichkeit allgemein und die Rolle verdrängter Bereiche bei der Konfrontation mit anderen. Diese Gesichtsentspannung wirkt besonders schön, wenn man vorher bei den Körperübungen schon eine Gesichtsmassage gemacht hat. Gesichtsmassage und Körperfühlübung »Gesicht« verbinden sich dann fast ideal. Den Schlusspunkt bildet der Bereich Kiefer- Nackenmuskulatur. Das gehört zum Kopf, schließt also organisch an und wird meistens ganz besonders versteift und angespannt, wenn Menschen dieses schlimme aber leider alltägliche Gefühl haben: Zähne zusammenbeißen, Nacken steifhalten und durchhalten.

Ad (3)
Wie üblich wird das Bild erst in aller Ruhe betrachtet, so dass die TeilnehmerInnen Zeit haben, in den Details ihre unbewusste Sichtweise sich ausdrücken zu lassen. Besonderen Wert lege ich darauf, Raum zu geben für die Stimmung und Gelegenheit dafür zu schaffen, eine potentielle Voreingenommenheit zum Haus deutlicher werden zu lassen, die sich daran festmacht, ob jemand gerne hineinmöchte oder nicht.

Nach der Entscheidung, »`reinzugehen«, haben die TräumerInnen genügend Zeit, sich umzuschauen. Ich kündige hier schon die zweite Phase an, so dass eine gewisse Bereitschaft da ist, sich auf meine zweite Intervention einzulassen.

Ad (4)
Erst nehme ich den Kontakt behutsam auf. Ich schalte mich ja von außen in den laufenden Traum ein, und mir ist wichtig, dass nichts verloren geht.

Dann führe ich zielstrebig auf das verborgene Zimmer zu. Meistens gibt es damit überhaupt kein Problem. Die TräumerInnen können sich unbewusst ganz schnell und geschmeidig auf die neue Situation einstellen. Dann sage ich knapp und straight, welche Situation auf sie wartet und überlasse sie der weiteren Erfahrung. Danach ist wieder genügend Zeit, Entwicklungen im Inneren Bild geschehen zu lassen. Es ist natürlich wichtig, durch die Art der Ansage diese potentiell konfrontative Situation nicht positiv weichzuzeichnen und so den Ausdruck einer vielleicht schwierigen Sichtweise zu manipulieren. Es soll aber auch nicht irgendein unnötig bedrohlicher Unterton spürbar sein. Es ist günstig, die Situation möglichst sachlich neutral zu schildern.

Ad (5)
Beim Zurückführen gehe ich Schritt für Schritt aus dem Bild heraus in die Entspannung und aus der Entspannung heraus wieder in die Alltagssituation. Das geht deshalb ohne eine besonders betonte Entspannungsphase, weil gegen Ende länger Musik eingeblendet wurde, so dass sich eventuelle Spannungen mehr oder weniger auflösen durch die Zeit und den Eindruck der Musik.

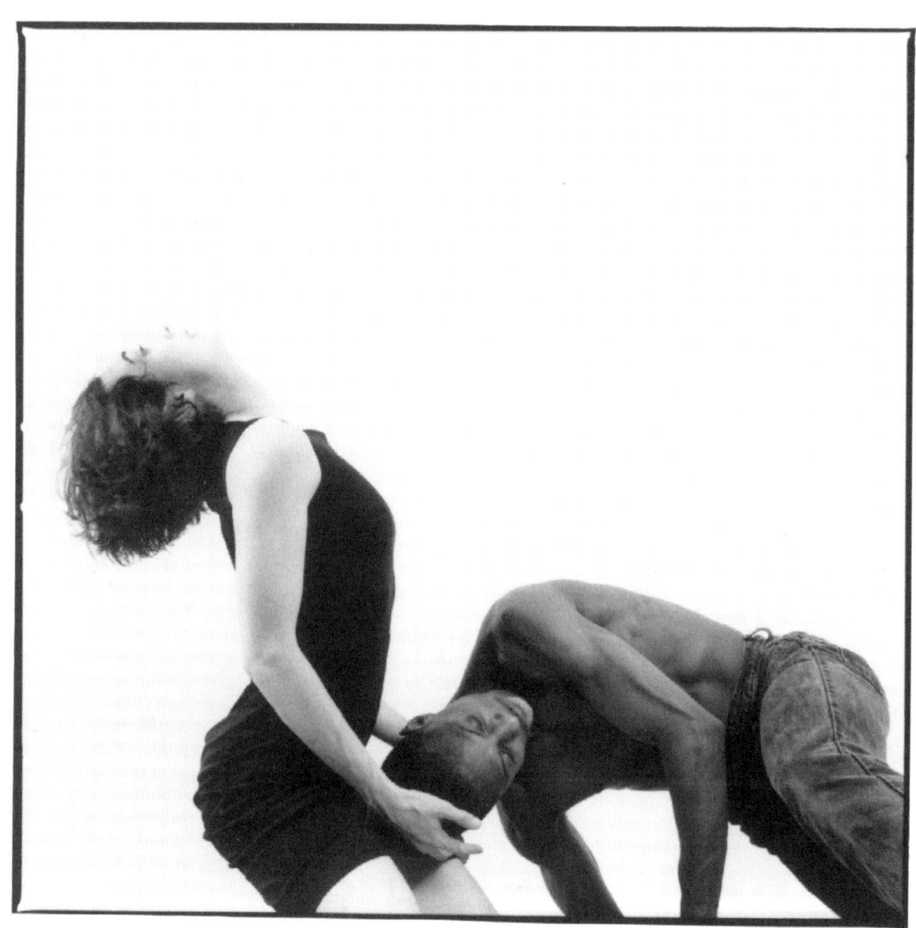

Bild 10
Das Tier
Thema: Natur im Menschen, das Schutzbedürfnis und das wilde Leben

Der Wortlaut der Entspannung und des Inneren Bildes

Körperfühlübung: Entspannung, Atem, Atemwege, Sinnesorgane

Leg dich bequem hin, überlasse dich ganz der Entspannung; fühl die Schwere in deinem Körper! ... Fühl, wie die Entspannung mit dem Blutstrom durch den ganzen Körper fließt, so dass eine wohlige Wärme überall in dir hin, transportiert wird, ... so dass der ganze Körper ausgefüllt ist von Schwere, Wärme und Entspannung. Lass dich auch wieder vom Boden tragen, überlasse dich der Situation, der Entspannung! ... Alles ist gut so, wie es ist, ... und du fühlst, wie du mit jedem Ausatmen tiefer auf den Boden sinkst und wie du mit jedem Ausatmen immer schwerer wirst ... und wie mit jedem Ausatmen die Ruhe und Entspannung in dir tiefer und größer wird. (1)

Pause

Stell dir jetzt den Weg der Luft durch die Nase beim Einatmen vor! Fühl den Strom der kühlen Luft von außen kommend durch deine Nase und den Rachen, durch deine Bronchien in die Lungen fließen. Die Luft kommt dann warm und angefeuchtet aus den Lungen durch die Bronchien, die Luftröhre, ... und den letzten Teil kannst du besonders gut spüren: Durch den Rachen, die Nase und Nasenlöcher kommt beim Ausatmen die warme Luft mit Körpertemperatur zurück und aus dir heraus. (1) Fühl ein wenig diesen Unterschied beim Ein- und Ausatmen an den Nasenlöchern und auf der Oberlippe, ... und geh dann mit der Aufmerksamkeit zu deinen Ohren! Fühl die Ohren, die Wärme, die Durchblutung der Ohren, und stell dir vor, dass die Ohren weiter in Form von Gehörgängen in den Kopf hineinführen. Sie ermöglichen es dem Schall – der Schwingung der Luft – sich so weit in dir fortzupflanzen, dass Musik, Töne und Sprache wahrgenommen werden, so dass dich die Ohren also mit der ganzen Welt außerhalb verbinden, indem sie sie als Schwingungen weiterleiten und verarbeiten. (2)

Pause

Wenn wir noch mal zur Nase zurückgehen, ist es nicht nur die Luft, die du spüren kannst beim Ein- und Ausatmen. Du kannst auch riechen. Spuren aller möglichen Stoffe, die irgendwo sind, werden mit der Luft beim Einatmen in deine Nase transportiert, und du kannst eine Menge über unterschiedliche Dinge erfahren, indem du dem Geruch nachgehst und dich daran orientierst. Deine Nase kann dir also etwas über den Zustand von Dingen und Lebewesen sagen. (2)

Pause

Geh jetzt mit der Aufmerksamkeit zu den Fußsohlen und den Handtellern; fühl die Durchblutung der Fußsohlen und der Handteller, ... fühle die Wärme unter den Füßen und in den Händen, ... stell dir die leuchtenden Energiebahnen im Körper vor, die Hände und Füße verbinden, spür die Wärme im Nacken und auch das Zentrum im Bauch. (3)

Pause

Bildinduktion: Tier

Lass dann vor deinem inneren Auge das Bild eines Tieres in einem Gehege entstehen. Das Tier ist also nicht irgendwo draußen in der Natur oder in einer Wohnung, sondern in einem Gehege. Betrachte eingehender, wie sich das das Tier bewegt, welche Gestalt es hat, ... was der Körper des Tieres ausdrückt, ... welche Farbe das Tier hat, ... wie das Tier sich über den Boden bewegt, ... seine Beine, ... die Füße des Tieres. Wie sieht es aus, womit ist das Tier umhüllt, Haut, Haare, Federn, ... wie würde sich das anfühlen? ... Guck dir den Kopf an, die Augen, die Ohren, das Maul oder den Schnabel, je nachdem, was das Tier hat! (4) Guck dir auch an, wie sich das Tier in dem Gehege bewegt! Wirkt das harmonisch, ist das ganz o.k., oder ist das nicht so schön? Wie fühlt sich das Tier an, was denkst du, wie wirkt es auf dich? (5)

Pause

Versetze dich nun in das Tier hinein! Du bist jetzt das Tier, füllst seine Form aus, lebst in dieser Körperhülle, mit diesen Haaren, Federn oder Haut; ... du bewegst dich mit diesen Füßen, ... und du nimmst deine Umgebung war mit diesen Ohren ... und durch diese Augen, ... riechst mit dieser Nase ... und kannst dein Futter mit diesem Maul oder diesem Schnabel fressen. (5) Wie fühlt sich das an? ... Und wie bewegst du dich so in diesem Gehege, gefällt dir das, oder fühlst du dich dort unwohl? (6) ...

Was kannst du mitbekommen von der Welt außerhalb des Geheges? (6) ... Es gibt an einer Stelle, die etwas versteckt liegt im Gehege ein Schlupfloch, was aber niemand außer dir sehen kann, und wenn du willst, kannst du jederzeit da 'raus. Du kannst dich dann draußen ganz frei bewegen. Wenn es dir aber nicht mehr passt, kannst du jederzeit wieder 'rein. Das ist so ein kleines Geheimnis von dir, was du immer nutzen kannst. Wenn du Lust hast, kannst du dir die Welt draußen angucken, und wenn du möchtest, kannst du jederzeit zurück. Ich überlasse dich jetzt deiner Erfahrung, deinem Abenteuer und dem, was du machen möchtest. (7)

Pause
Musik Débussy

Rückführung

Ich nehme jetzt wieder Kontakt zu dir auf. Wie fühlst du dich? Was ist alles geschehen? (8)

Schau dann, dass du einen Platz findest, an dem du dich wohlfühlst und wo du diesen Teil der Phantasiereise als Tier beenden kannst. Begebe dich dann an diesen Platz, und verabschiede dich von deinem Tier. Geh aus dem Tier heraus, und betrachte es von außen. Guck es dir noch einmal an! Wie sieht es aus, wie steht es in der Umgebung? (8) ... Und behalte dieses Bild dann als Eindruck in dir, lasse es in deiner Vorstellung mehr in den Hintergrund treten, lasse es immer undeutlicher werden, und geh mit deiner Aufmerksamkeit wieder ganz zu deinem Körper, hier in diesen Raum zurück. Spür noch einmal wirklich die Entspannung im ganzen Körper, fühl den Atem, ... die Wärme in dir, und beginn dann jetzt ganz allmählich, dich darauf vorzubereiten, aus der Entspannung wieder in deinen normalen Spannungszustand zurückzukehren. (8) Spür dann, wie ganz langsam deine Muskelspannung wieder ansteigt ... und die Energie stärker durch den Körper fließt! Spür, wie alles auf die Vorstellung reagiert, sich der Außenwelt wieder zuzuwenden und wie der Körper alles vorbereitet, um sich wiederaufzurichten. Nimm wahr, wie sich auch die Aufmerksamkeit von innen weg und hin auf die Wahrnehmung der Außenwelt verschiebt, und komm dann, wenn du soweit bist, in deinem Tempo in deinen normalen Spannungszustand.

Kommentar: Philosophie, Archetypen, psychologische Bedeutung

Das »Tier im Gehege« gehört wieder zum klassischen Repertoire. Es hat viel zu tun mit dem Verhältnis »Natur im Menschen«/«Zivilisation«, mit den Einengungen, die sich der Mensch auferlegt, um im Leben, in der Gesellschaft zurechtzukommen und dem Ursprünglichen, dem Wilden und Ungebändigten in ihm.

Meist sagt allein das Tier schon sehr viel aus. Kinder haben eine ganz enge Beziehung zu Tieren. Und in der tiefen Entspannung bekommen die Tiere die gleiche Strahlkraft, wie in der Kindheit.

Das Tier, das jemand vor sich sieht, drückt viel mehr aus, als sich durch lange Beschreibungen erklären ließe, und dieses Bild, dieser Eindruck durch das Tier, ist niemals verwaschen, sondern im gestaltpsychologischen Sinne immer prägnant.

Ein anderer Punkt ist die Identifikation mit dem Tier. Sie gelingt nicht immer. Negative Einstellungen zu dem Tier können Abscheu auslösen und einen Widerwillen hervorrufen, sich mit dem Tier zu identifizieren. Manchmal gelingt es den TräumerInnen auch nicht, in besonders »tolle« Tiere hineinzuschlüpfen, da ein negatives Selbstbild die Identifikation mit dem Traumtier verhindert.

Besonders interessant wird es natürlich beim Gehege. Das ist immer für Überraschungen gut. Menschen, die sich eingeengt fühlten, wissen manchmal nach einem Ausflug nach draußen die Sicherheit ihres Geheges zu schätzen, und manch einer, der glaubte, auch drinnen alles zu haben, kehrte, nachdem er an der Freiheit geschnuppert hatte, nicht wieder zurück.

Manche Menschen sehen Bilder, die sie rundherum glücklich machen. Sie sind leicht in ihre Wunschtiere geschlüpft, kommen ohne weiteres – oft schon vor meinem Hinweis – aus dem Gehege heraus und leben danach ein erfülltes, grandioses Leben in der Wildnis.

Probleme kann es – leicht vorstellbar – bei der Wahl der Tiere geben, bei der Identifikation mit ihnen und bei einer unglücklichen Einstellung zur Gefangenschaft oder dem Ausgesetzt – Sein.

Allerdings sind in meiner Erfahrung selten wirklich schwierige Inhalte bei diesem Bild aufgetaucht. Das liegt zum einen (natürlich) wieder an der Einbindung in eine vorbereitende und stützende Körperarbeit, zum anderen in dem Bild an sich. Tiere haben, als Teil der Natur, immer eine gewisse Stimmigkeit, und durch den Wortlaut des Bildes ist es eben ein Gehege, kein Käfig, und es gibt einen Weg zurück.

Allgemeine positive Einbindung durch Körpererfahrung und Empfindungsschulung

Übungen, die die animalische Seite des Menschen fördern, betonen einmal die Sinne, dann aber auch die organismische Selbstregulation. Was kann man sich konkreter darunter vorstellen?

Ich denke hier vor allem an Übungen, die den Gleichgewichtssinn und die Durchlässigkeit ansprechen, zum Beispiel Schwingungsübungen, wie sie in der Eutonie Arbeit Glasers verwandt werden. Sie sind die ideale Vorbereitung für Übungen mit geschlossenen Augen, die eine Orientierung über Hören, Riechen, Fühlen, Tasten etc. (besonders schön in der Natur) erfordern.

Natürlich haben auch Tiere Augen, und sie orientieren sich auch damit. Beim Menschen haben die Augen aber eine besondere Stellung in dem Prozess, die Welt abstrakt zu erkennen und zu manipulieren. Das gleiche gilt für das gesprochene Wort. Mit geschlossenen Augen und ohne verbale explizite Kommunikationsmöglichkeit entdecken die Menschen zwangsläufig ihre Instinkte, die eine physische Orientierung gestatten. Das bereitet viel in Richtung darauf vor, das Tier ziemlich konkret zu erleben und auch leicht in ein Tier hineinzukommen, vor allem aber seiner animalischen Natur – dem, was einem Mitgegeben ist – zu vertrauen. Das ist natürlich eine gute Grundlage dafür, dem Bild, wie auch immer es konkret aussehen mag, eine optimistische Tönung zu geben.

Kommentar zum Wortlaut der Fremdentspannung und des Bildes:

Ad (1)
Die Fremdentspannung arbeitet hier nicht mit den Auflageflächen, sondern mit dem Gefühl der Entspannung, vor allem mit Wärme, dem Fließen des Blutes und dem Atemfluss. Das korrespondiert mit der fließenden Körperlichkeit der Schwingungsübungen und der starken körperlichen Präsenz, die durch die instinktive körperliche Orientierung der Körperarbeit entstanden ist. Sie bereitet auch gut auf das Bild des Tieres mit seiner stärker aktionsorientierten Dynamik vor.

Ad (2)
Die Körperfühlübungen zu Ohren und Nase haben den offensichtlichen Sinn, die Erfahrungen der instinktiven Sinnesorientierung der Körperübungen fortzuführen und sie auf die tierische Existenz in dem Inneren Bild weiterzuleiten. Sie sind aber auch durchaus entspannend. Gerade die Dominanz des Abstrakten in unserer Welt schafft eine Kombination von Kraftlosigkeit und nervöser Erschöpfung. Ein stärkeres Sich – Überlassen an die Führung durch die Sinne entspannt ungemein; die Natur wird wieder an die ihr eigentlich von der physischen Konstitution (auch) des Menschen (nicht nur der Tierwelt) her gebührende Stelle eingesetzt und bedankt sich mit einer gelassenen, zufriedenen »Jetzt ist alles, wie es soll« Befindlichkeit.

Ad (3)
Die Ansprache des Handteller/Fußsohlen/Nacken/Sonnengeflecht – Entspannungsbildes greift die ausführlichere Version aus dem »Feuertanz« auf und setzt sie auch voraus, sollte sie in der hier verwandten Kurzform benutzt werden. Ansonsten würde ich die im »Feuertanz« beschriebene längere Version empfehlen. Wie dort schon beschrieben, vereint diese Entspannungsform in sich Ruhe und Energiefluss in einer Art, dass sie bewegungsorientierte, dynamische Bilder gut trägt. Es fügt sich auch ideal in diese Reihe – »entspannte Wärme«, – »Energiefluss durch Blut und Atem« und – »Orientierung

auf Ohren und Nase« ein und konkretisiert das Körpergefühl noch etwas auf die »tierische« Befindlichkeit hin.

Ad (4)
Jetzt wird in der für unsere Bilder üblichen Art und Weise das Tier eingeführt. Die TräumerInnen bekommen verschiedenartige Anregungen, sich das Tier genauer vorzustellen. Dabei ist es wichtig, das Wort Gehege (anstelle von Käfig z.B.) zu benutzen. Es ist eher wohlwollend und neutral. Freiheitsliebende werden auch ein Gehege verlassen, aber der Begriff »Gehege« beinhaltet auch Schutz und die Möglichkeit, sich wohl zu fühlen für diejenigen, die Schutz brauchen. Es ist dann wichtig, das Tier so neutral zu beschreiben, dass es den TräumerInnen möglich ist, alle Tiere vorzustellen einschließlich der selten auftauchenden Reptilien, Fischen und Vögeln.

Dann erst komme ich zur Bewegung, die auch von großer Bedeutung für die Vorstellung des Tieres ist.

Ad (5)
Erst jetzt kommt nach der Beschreibung mit der Möglichkeit, sich in das Tier hineinzuversetzen, eine Bewertung, und die ist vorsichtig angesprochen. Dieses Verhältnis von Beschreibungs- und Bewertungsansprache in der Einführung des Tieres gibt den TräumerInnen die Möglichkeit, dass sich ihre Inneren Bilder entwickeln und aus ihnen selbst heraus deutlicher werden. Durch eine vorschnelle Bewertung wird das Authentische sonst mit Wunschdenken zu sehr vermischt.

Das gleiche Verhältnis von Beschreibungs- und Bewertungsansprache (wie bei der Einführung) halte ich auch in der Identifikation mit dem Tier für wichtig. Wird zu früh gefragt: »Wie fühlst du dich?«, kann schnell ein Wunschdenken das Bild verformen, oder es kommt Abwehr auf gegen Unerwünschtes. Nach etwas wertfreierer Beschreibung gibt es eine gute Chance, ohne Vorurteile zu spüren: »Wie fühle ich mich?«

Ad (6)
Nach diesen Schritten »Einführung« und »Identifikation mit dem Tier« kommt jetzt die Crux, die plötzliche Realisierung: »Ich bin zwar nicht direkt eingesperrt, aber ich bin auch nicht frei. Ich bin in einem Gehege; was ist außerhalb?«

Damit kommt das beunruhigende, aufregende Element der Freiheit in diese Identifikation mit dem Tier. Das geschieht hier ziemlich knapp, und diese zwei Sätze, hinter denen jeweils eine kleine Pause gemacht wird, reichen den TräumerInnen, um die Situation zu empfinden.

Ad (7)

Mit dem Schlupfloch erscheint eine geniale Möglichkeit. Die TräumerInnen haben die Chance, aus dem Behüteten herauszugehen und Verantwortung für ihr Schicksal zu übernehmen. Sie haben aber die Möglichkeit, wieder zurückzugehen. Sie können, wenn sie wollen, die Umgebung erkunden, sich Gefahren aussetzen, an der Freiheit schnuppern und dann wieder in das beschützte Gehege zurückgehen, das damit zu einem idealen Rückzugsort werden kann. Natürlich gibt es viele, die keinen Gedanken mehr an das Gehege verschwenden, die sogar dieses Schlupfloch in dem Augenblick schon gesehen haben, wo nur das Wort Gehege auftauchte. Manche sind auch ohne Frage glücklich im Gehege und wissen, ohne das austesten zu müssen, dass sie draußen nichts von Bedeutung erwartet. Aber für alle, die zweifeln, ist das Schlupfloch eine Chance.

Ad (8)

Ich lasse einige Zeit, so dass sich das Bild und der Umgang mit draußen, drinnen und dem Gehege entwickeln kann. Dann nehme ich vorsichtig den Kontakt wieder auf. Bevor die TeilnehmerInnen aus der Entspannung zurückkommen, möchte ich den aktuellen Zustand: »Was ist geschehen? Wo bist du? Wie fühlst du dich?« ansprechen. Auch der Blick von außen ist unerlässlich. Der Perspektivenwechsel von der Betrachtung in die Identifikation vom Anfang sollte kurz umgekehrt werden, um eine gute Loslösung zu gewährleisten. Auch die Ansprache der körperlichen Befindlichkeit ist wichtig. Oft reagiert der Körper auf die eine oder andere Art, und es ist gut, das in das Bewusstsein zu holen, um es zu begreifen und um aus dem Bild herauszufinden in eine gute Entspannung, die für ein positives Ende jedes Inneren Bildes ganz bedeutsam ist.

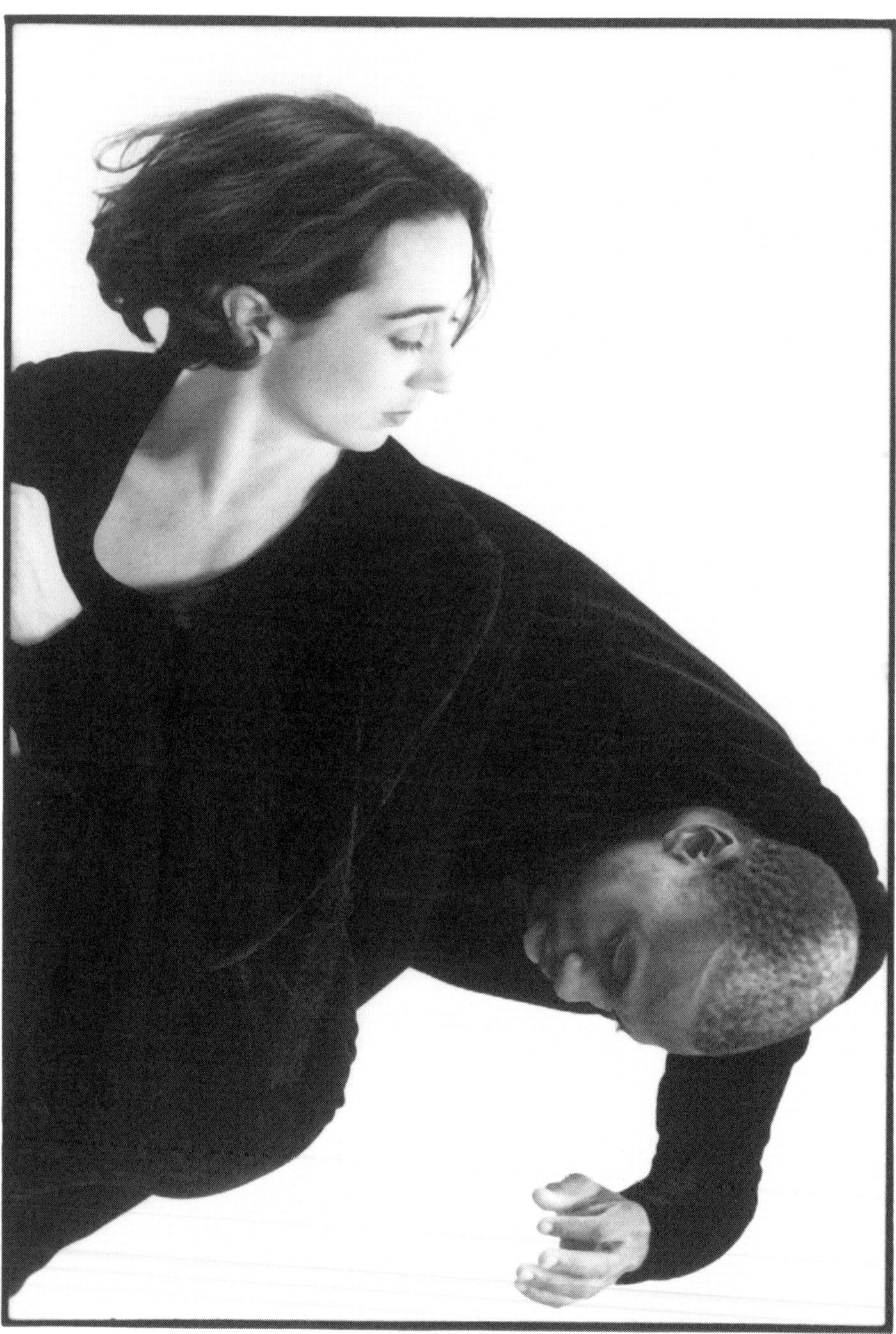

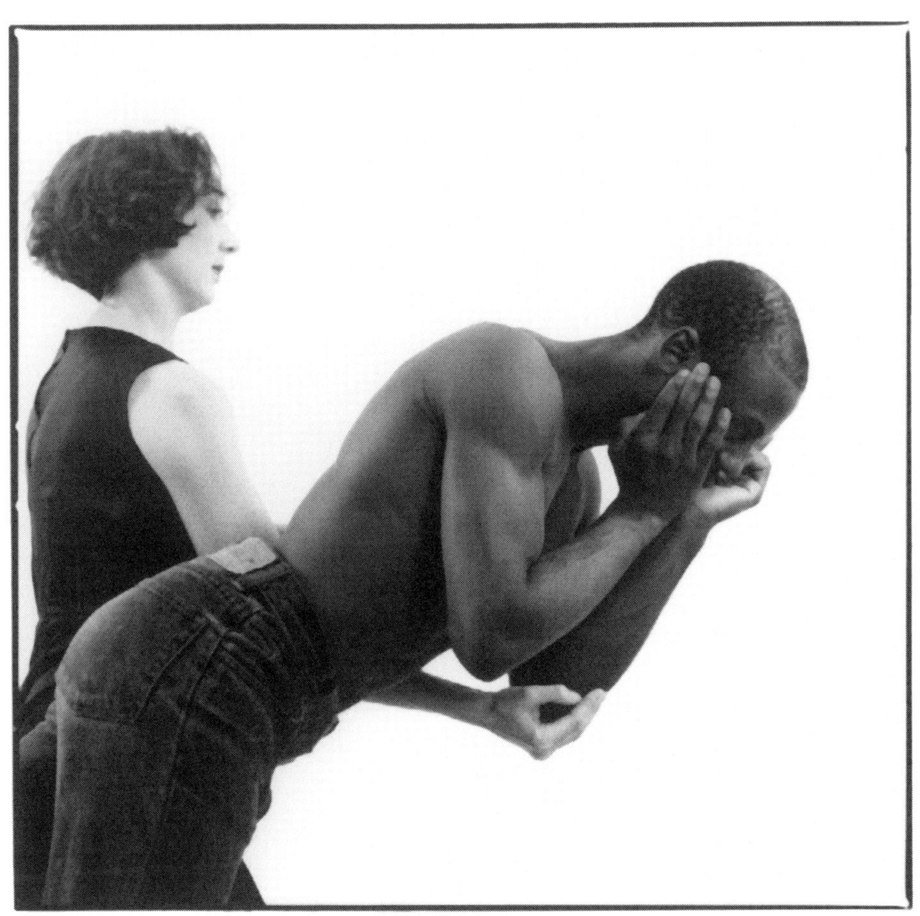

Bild 11
Der Rosenbusch
Thema: Liebe, Verletzlichkeit, Vitalkraft und Wehrhaftigkeit

Der Wortlaut der Entspannung und des Inneren Bildes

Die Körperfühlübung/Fremdentspannung schließt direkt an eine Eutonie Übung an, die weiter unten auf Seite 99 unter dem Punkt: »Allgemeine positive Einbindung durch Körpererfahrung und Empfindungsschulung« beschrieben wird. Dabei liegen die TräumerInnen auf Hölzern, die helfen, Aufbau und Statik des knöchernen Beckens bewusster wahrzunehmen.

Körperfühlübung: Auflage, Eutonie Übung »Kreuzbein«, Ansprache Brustbein

Du spürst den Druck der Hölzer – auf denen du liegst – an deinen Rückenstreckern zwischen Wirbelsäule und Darmbeinstachel. Fühl, wie deine Rückenstrecker weich und nachgiebig sind. Du spürst den Druck, und du gibst dem Druck nach; du gibst bewusst Raum, ... die Rückenstrecker sind weich und nachgiebig, ... und du fühlst, wie dein Rücken den Hölzern Platz und Raum gibt, so dass der Druck gar nicht mehr richtig spürbar ist. ... (1)

Pause

Ändere jetzt die Vorstellung, mit der du arbeitest: Du liegst jetzt auf festem Sandboden. Durch den Druck deines Rückens hast du die Hölzer in den Boden gedrückt, so dass der Rücken eben abschließt. Dein Rücken schließt glatt mit dem Untergrund ab. (1).

Pause

Nimm jetzt die Hölzer weg, schieb sie einfach neben dich, und lege dich so hin, wie du es gewöhnlich für die Entspannung tust! ... Guck noch einmal, ob du auch wirklich gut liegst, ... und überlass dich jetzt diesem neuen Körpergefühl im Beckenbereich; da ist jetzt mehr Platz, mehr Weite, mehr Wärme. Fühl die Auflage, speziell von Becken, Kreuzbein und Lendenbereich am Boden. Stell dir den Innenraum des Beckens vor, den Aspekt von Weite, von Ruhe, von Sicherheit, von Entspannung. (1)

Pause

Stell dir dann dein Kreuzbein vor. Spür, dass das ja nicht nur eine Fläche ist, sondern sich dick, räumlich und dreidimensional in das Becken hinein erstreckt. (1)

Pause

Stell dir vor, dass das Kreuzbein etwas ist, das dich trägt! ... Geh dann weiter zu den Beinen; fühl, wie sich die Beine aus dem Kreuzbein- Beckenbereich heraus erstrecken bis zu den Füßen, und fühl den gesamten unteren Bereich: »Kreuzbein – Becken – Beine – Füße«! Fühl die Verbindung dieses Bereiches mit der Erde, der Vitalkraft, der Sicherheit des Bodens, der Sexualenergie, dem Es, und meditiere über die zentrale Stellung des Kreuzbeins für diesen Bereich; das Kreuzbein ist der letzte Punkt, an dem das Gewicht des Körpers, welches über die Wirbelsäule nach unten weitergegeben wird, noch in einer Linie ist. Vom Kreuzbein ausgehend verteilt es sich dann auf die zwei Lastlinien der Beine. Entsprechend stellt das Kreuzbein einen stabil in den verschiedenen Lastlinien des Beckens festgemachten Bereich dar. Es bildet den zentralen Fixpunkt zwischen den beweglichen Teilen »Lendenwirbelsäule« von oben (aus Kopfrichtung) und »Bein-Hüftgelenke« nach unten (in Richtung Füße). Das Kreuzbein, welches relativ weit hinten und dem Boden zu orientiert ist, ist damit etwas, was dich trägt. (1)

Pause

Geh jetzt vom Kreuzbein aus die Wirbelsäule hoch nach oben. Fühl die Auflage des Rückens mit den Punkten »Schulterblätter« und »Hinterkopf« im oberen Bereich, auf denen das Hauptgewicht ruht. Genieße es, dich dort oben loszulassen.
Fühl dann, wie von den Brustwirbeln aus die Rippen seitlich weg und nach vorne/oben gehen. Einige laufen so zusammen, die Rippenbögen insgesamt treffen sich aber vorne im Brustbein. (2)

Das Brustbein ist nicht so sehr räumlich (wie das Kreuzbein), sondern eher flächig; es ist nicht dick, sondern flach und leicht. Das Brustbein befindet sich ziemlich weit oben und vorne. Und wenn man sagen kann, dass das Kreuzbein dich trägt, ist das Brustbein etwas, was du vor dir herträgst.

Das Brustbein hat eine besondere Bedeutung für den oberen Raum. Es schließt den Brustraum mit dem Herzen und der Lunge nach vorne ab und ist über Gelenke mit den Rippen und den Schlüsselbeinen verbunden. Gemäß der leichten, beweglichen Natur des Oberkörpers ist es auch leicht und energetisch mit der Luft – dem Ich und den Gefühlen – verbunden. (2) Das Brustbein, welches mit dem Ich, mit den Emotionen und der Luft zu tun hat, ist also oben und vorn lokalisiert. Es ist etwas, was du vor dir herträgst.

Pause

Bildinduktion: Rosenbusch

Geh jetzt mit dieser Körperwahrnehmung von Kreuzbein und Brustbein zu deiner Phantasie, nimm Innere Bilder, Vorstellungen und Träume hinzu, und lasse vor deinem inneren Auge einen Rosenbusch entstehen. Sie ihn dir genauer an, schau dir seine Gestalt an, wie er gewachsen ist, ... die Wurzeln, ... den Stamm, ... die Dornen, ... die Zweige und Ästchen, ... die Blätter und Blüten, ... und schau, welche Farben dir ins Auge springen! ... Rieche den Duft seiner Blüten, ... sieh, wo er steht und wie er in seine Umgebung passt! Lass dieses Bild in Ruhe auf dich wirken. (3)

Pause

Versetze dich jetzt in den Rosenbusch hinein! Die Wurzeln gehen von deinem Kreuzbein aus in den Boden, und deine Beine sind zwei besonders kräftige Wurzeln. Den Stamm bildet deine Wirbelsäule, und durch das Brustbein verzweigst du dich mit den Armen, mit dem Kopf und anderen Ästen in die Luft. (4) Du stehst jetzt an diesem Platze, in dieser Umgebung, saugst die Säfte der Erde mit diesen Wurzeln durch deinen Stamm in die Zweige und Ästchen, nimmst Luft, Sonne und Regen auf mit diesen Blättern und Blüten, schützt dich mit diesen Dornen, prangst in deinen Farben und verströmst deinen Duft. (4)

Pause

Rückführung

Ich nehme jetzt wieder Kontakt zu dir auf: Wie geht es dir, wie fühlst du dich als Rosenbusch? ... Gehe jetzt aus dem Rosenbusch heraus, und betrachte ihn von außen! Wie wirkt er auf dich? Passt es dazu, wie du dich als Rosenbusch gefühlt hast, oder kannst du andere Elemente wahrnehmen? Ist er so, wie du ihn am Anfang gesehen hast, oder hat er sich dadurch, dass du in ihm warst, verändert? Verabschiede dich dann von deinem Rosenbusch! Lass ihn undeutlicher werden und mehr in den Hintergrund der Aufmerksamkeit treten; behalte ihn in deinem Gedächtnis, und richte die Aufmerksamkeit wieder auf den Körper! (5) Wie fühlst du dich körperlich? Konzentriere dich selbstständig etwas auf den Bodenkontakt, lasse dich tragen und lasse den Boden das ausgleichen, was sich ausgleichen will. (5) ...

Fühl dann, wie der Körper langsam wieder aktiver wird, wie ein Bedürfnis entsteht, sich zu recken und zu strecken und kleine Bewegungen zu machen, die dich immer mehr in deinen normalen Zustand bringen. Dein Atem wird tiefer, das Herz schlägt kräftiger, die Muskelspannung wird stärker. Der Blutdruck geht auf das Niveau, das du brauchst, um aktiv, gelassen und wach zu sein. Du nimmst jetzt auch mit deinen Sinnen die Alltagsumwelt wahr, und die Verteilung der Aufmerksamkeit zwischen deinem Innenleben und der Umwelt pendelt sich auf ihr übliches Level ein. Du bist wach und entspannt zugleich. (6)

Kommentar: Philosophie, Archetypen, psychologische Bedeutung

Der »Rosenbusch« ist Teil des klassischen »Katathymen Bilderlebens«. Seine Interpretation ging von analytischer Seite zum Teil in eine Richtung, die detailliert festlegte, was »was« zu bedeuten hatte, die also faktisch so etwas wie ein Wörterbuch »Bild – Deutung« aufstellte. Auch hier vertrete ich die Meinung, so scharfsinnig und schlüssig eine bestimmte Decodierungshermeneutik auch sein mag: Für mich ist wichtiger, welche

Deutung einE TräumerIn selbst finden kann. Und da gibt es einfach Variationen, die sowohl das zufällig/Assoziative, als das biographisch Einmalige und Spezielle, sowie die oft erlebte im Bild angelegte Standardinterpretation umfassen.

Aus der Traumarbeit bekannt und oft und immer wieder gehört ist die Verbindung Rose – Gefühl – Liebe. Wie sich Menschen, die sich lieben, rote Rosen schenken, werden Rosen auch unbewusst oft mit Liebe, der Rosenbusch häufig mit der Liebesfähigkeit und der Möglichkeit zur Liebe zu anderen Menschen im eigenen Leben oder allgemein gesehen. Liebe stärkt zugleich, wie sie auch durch die Öffnung verletzlich macht. Darin, wie der Rosenbusch beschaffen ist, zeigt sich, wie ein Mensch sein Leben und die Liebe darin einschätzt. Der Rosenbusch hat Dornen, um sich zu schützen.

In den Träumen gibt es Rosenbüsche ohne Dornen, deren Blüten abgerissen oder die ganz geknickt werden. Anderen genügen ihre Dornen, manche müssen durch Mauern und Zäune geschützt werden. Interessant ist auch, zu schauen, wo ein Rosenbusch steht. Kann seine Pracht überhaupt von anderen wahrgenommen werden, oder blüht er im Verborgenen?

Schließlich haben auch die schönsten Gefühle eine vitale Basis im Körper und in der Vitalkraft. Gerade in Europa mit seiner romantischen Tradition, die von vielen so verstanden wurde, dass die schönen Gefühle entkörperlicht wurden, ist es wichtig, dass kräftige Wurzeln die Blüten nähren, dass ein starker Stamm sie trägt und dass Äste und Zweige intakt sind. Menschen, die sich in Gefühlen verzehren, haben oft Probleme mit Wurzeln und Stamm.

Allgemeine positive Einbindung durch Körpererfahrung und Empfindungsschulung

Hier gibt es eine ganz besondere Verflechtung von Körperarbeit und Bild. Die Körperarbeit, die für die Vorbereitung und Einbindung dieses Bildes angemessen ist, konzentriert sich auf Lösungs- und Atemübungen, die Kreuz- und Brustbein bewusstmachen. Sie arbeiten mit zwei – besonders im Gehen deutlich werdenden – körpersymbolischen Bedeutungen:

A dem Getragen – Sein, der Sicherheit vom Boden, der unpersönlich/vitalen inneren Kraftquelle, die mit der Bewusstheit des Kreuzbeins einhergeht und

B dem Vorwärtsstreben, dem Stolz, der Verbindung der eigenen Kraft durch die Herzensöffnung in den Raum und auf die Welt zu, die durch die Arbeit am Brustbein entsteht.

Das Fehlen dieser beiden Elemente ist in dem wie verloren unsicheren Gehen vieler moderner Menschen sichtbar, das ohne Würde und in sich verschlossen wirkt. Der Zugang über die Empfindungsschulung wirkt dann auf viele Menschen wie ein Wiedererkennen, eine Entdeckung von etwas eigentlich Gewusstem aber Verlorenen.

Diese Körperarbeit wirkt zusammen mit dem Bild des Rosenbusches am Ende als etwas Versöhnliches, das die positiven Erfahrungen der Stunde mit Erinnerungen und Assoziationen, die schwierig sein können, in einem Bild von Harmonie und Kraft vereinigt.

Unbedingt nötig sind zwei Übungen, die sich direkt auf das Lösen des Kreuz- und Brustbeins richten. Dabei wird die Kreuzbeinlösung direkt in die Entspannungs- und Körperfühlübung integriert:

Die TeilnehmerInnen liegen auf so dünnen Bambusstäben, dass diese jeweils längs des Kreuzbeines zwischen hinterem oberen Darmbeinstachel und Wirbelsäule durchreichen. Je nach Empfindlichkeit werden die Beine angestellt oder angezogen. Die Körperfühlübung greift diese Erfahrung direkt auf, indem sie erst mit der Vorstellung arbeitet, die Hölzer in den Körperraum eindringen zu lassen, dann aber mit dem Bild, die Hölzer in einen weichen Untergrund eingedrückt zu haben, so dass man eben aufliegt.

Danach werden die Hölzer entfernt, und eine Körperfühlübung greift diese Erfahrung auf, indem sie den Focus auf die jetzt besonders stark erfahrbare Weite des Beckens, seine Räumlichkeit, etc. lenkt. Dann wird die Aufmerksamkeit auf das Kreuzbein gelenkt und seine Dicke, Räumlichkeit usw. – wie oben beschrieben – angesprochen. Dadurch, dass die Muskeln der Rückenstrecker den Bambusstäben nachgeben müssen, lösen sich Verspannungen, was durch das Bild, die Hölzer in den Körper aufzunehmen, noch verstärkt wird. Die Verspannungen haben mit Widerstand zu tun, das Nachgeben der Muskeln und das Bild des Aufnehmens der Hölzer dagegen mit Zulassen. Diese kleine Übung hat also mehr Körpersymbolik, als man auf den ersten Blick denken würde. Das Bild, dass die Hölzer in den Boden gedrückt sind, stellt das Körperschema um, das sonst schnell wieder die alte Verspannung herzustellen bestrebt sein würde. Nach Wegnahme der Hölzchen entsteht so ein Gefühl von Weite und eine echte Lösung. Das verändert über eine angemessenere Propriozeption die Statik im Stehen und schafft einen besseren Zugang zur Kraft aus dem Becken, zu inneren Prozessen, die mit Vitalkraft, Verdauung und Sexualität zu tun haben. Es entstehen eine starke Bewusstheit des Kreuzbeines (körpersymbolisch mit einem Gefühl des Getragen – Seins verbunden) und ein Gefühl von Sicherheit und selbstverständlicher Aufrichtung beim Gehen in Verbindung mit einer vom Boden kommender Kraft.

Da diese Übung für das Kreuzbein direkt in die Körperfühlübung integriert wird, muss die notwendige Grundübung für das Brustbein – neben allen möglichen anderen denkbaren Übungen – vorher gemacht worden sein:

Das Brustbein und die Schlüsselbeine werden mit leichtem Trommeln der Fingerspitzen behandelt,

danach kommt eine Lösung des Ansatzes der Muskeln an der Verbindung Rippen – Brustbein,

dann eine Atemlockübung, bei der die Hand auf dem Brustbein liegt und immer im Einatem leicht gehoben wird, so dass gerade noch Kontakt besteht. Im Ausatem dagegen wird die Hand mit ihrem Gewicht wieder auf das Brustbein sinken gelassen.

Schließlich kann man noch diagonal im Einatem die Linie Schulter/Becken dehnen.

Das leichte Trommeln aktiviert die Durchblutung und schafft – besonders zusammen mit der Massage – schon ein Gefühl für Lösung. Besonders die einfache Übung des Handauflegens auf das Brustbein ermutigt dann eine innere Öffnung dieses Bereiches des persönlichen Zentrums und des Mutes. Durch die Wärme wird die Durchblutung gesteigert, die Diagonalen – Arbeit öffnet den vorderen Atemraum, und durch die Gewichtserleichterung im Einatmen werden der Bereich des Brustbeins und sein »Nach – Vorne – Streben« ermutigt. Die Bewusstheit des Brustbeines hat mit einem Gefühl von innerer Kraft, Stolz und Würde, aber auch emotionaler Öffnung und Stärke zu tun. Daneben sind, wie schon erwähnt, alle möglichen anderen Übungen aus Atemarbeit, Tanz, Eutonie, Sensory Awareness und anderen Methoden möglich, die Kreuzbein und Brustbein bewusstmachen. Allen diesen Übungen gemeinsam ist ein Erwecken dieses beschriebenen Potentials, welches eine ideale Ergänzung und Vorarbeit für das Bild darstellt.

Kommentar zum Wortlaut der Fremdentspannung und des Bildes:

Ad (1)
Ablauf und Funktion der Körperarbeit sind ja schon ausführlich beschrieben worden (Siehe S. 99). Die Fremdentspannung/Körperfühlübung soll diese Vorgänge möglichst genau ansprechen. Eine solche Beschreibung kann in reinen Eutonie- und ähnlichen Stunden sehr lang und ausführlich sein. Hier sollte die Ansprache dagegen knapp, konkret und relativ kurz bleiben, da die Aufmerksamkeit der TeilnehmerInnen sonst zu sehr in Anspruch genommen wird und am Ende kein Raum mehr für das Bild da wäre. Zwischen den verschiedenen Phasen:

— Spüren des Drucks und Vorstellung, den Hölzern nachzugeben,
— Vorstellung, die Hölzer in den Untergrund gedrückt zu haben und eben aufzuliegen und
— Spüren der Räumlichkeit des Beckens nach Wegnahme der Hölzer,

ist es wichtig, angemessene Pausen zu lassen, so dass die TeilnehmerInnen genug Zeit haben, Übung und die Vorstellung auf sich wirken zu lassen. Danach gehe ich auf die Körpersymbolik des Bildes ein. Ich verbinde das Kreuzbein mit dem gesamten unteren Raum, was für die allgemeine Entspannung wichtig ist und füge die Erfahrungen mit übertragenen Bedeutungen zusammen, was in dieser direkten Verknüpfung äußerst wirksam ist.

Ad (2)

Beim Brustbein gehe ich umgekehrt vor. Erst kommen die kurze aber für diesen Kontext genügende Ansprache der Auflage und die Entspannung des oberen Raumes. Dann beschreibe ich die Lage, Beschaffenheit und übertragene Bedeutung des Brustbeins hinreichend, aber nicht zu ausführlich. Das ist hier kürzer als beim Kreuzbein, weil ja die Körperarbeit zum Thema schon vorher stattgefunden hat.

Ad (3)

Die Beschreibung des Rosenbusches geht über die allgemeine Form zu den Elementen seines Aufbaus, dann über die Farben zum Geruch. Danach ist eine gewisse Zeit ohne weitere Ansage nötig, die lang genug für die innere Ausgestaltung sein soll, aber nicht zu lang, da sonst die Träumenden abdriften.

Ad (4)

Das Besondere an dieser Identifikation mit dem Bild ist, dass sie direkt die Verknüpfung mit der Körperarbeit aufgreift und miteinbezieht.

Dabei werden in der ersten Phase die entsprechenden Körperteile mit der funktionalen Gestalt des Rosenbusches verbunden.

Die Elemente (Wurzel, Stamm, etc.), die die TräumerInnen vorher beim Rosenbusch von außen gesehen haben, werden in der Reihenfolge, in der sie dort angesprochen wurden, mit dem eigenen Körper identifiziert. In der zweiten Phase werden sie dann aber betont in ihrer ästhetischen Gestalt angesprochen, was zusammen mit der funktionalen Ansprache und der Verknüpfung in der körperlichen Identifikation ein besonders inniges Erleben ermöglicht.

Ad (5)

Wegen dieser innigen Verbindung löse ich die Identifikation behutsam Schritt für Schritt über die Punkte:

— Der/Die TräumerIn vergegenwärtigt sich, wie er/sie sich als Rosenbusch fühlt,
— Lösen der Identifikation und Betrachtung von außen,
— Beziehung zwischen dem »Bild von außen« und der »Erinnerung an das Gefühl« als Rosenbusch,
— Beziehung zwischen dem »Bild von außen« und der »Erinnerung an das Ursprungsbild«,
  Übergang zum Fühlen des eigenen Körpers,
— Einstellung auf Entspannung in einer autonomen, selbstregulierenden Art, weil das spezifische Körpergefühl in dieser Übung ganz speziell und meist auch sehr gut ist.

Ad (6)

Das Wiederherstellen des normalen Spannungszustandes geschieht hier etwas gerichteter und wird in die sehr schöne Richtung: »Spannkraft und Gelassenheit« gelenkt. Das bietet sich bei der Kombination «Kraft vom Boden« und »Stolz/Zuversicht« an, die direkt als Inneres Bild und durch die Körperarbeit angeregt wurde.

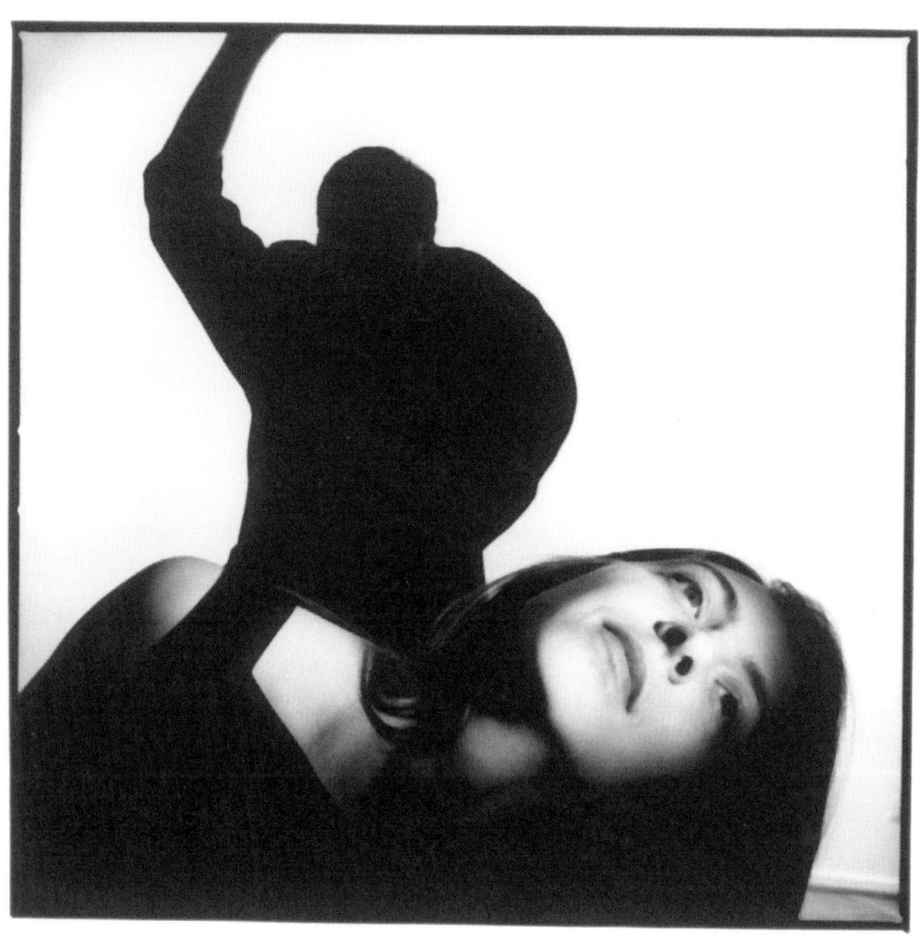

Bild 12
Tauchen
Thema: All-Ein(s)/Getrennt – Sein, das Heimelige und das Ungeheure

Der Wortlaut der Entspannung und des Inneren Bildes

Körperfühlübung: Geborgen-Sein, Formeln des Autogenen Trainings

Wir fangen jetzt mit dem Entspannungstraining an: Es ist genug Platz da, und du kannst ausprobieren, ob du wirklich so liegst, dass du dich die ganze Zeit über wohl fühlst; guck, ob deine Beine genug Platz haben, ob deine Arme, der Kopf und der Rücken so liegen, wie es richtig ist, und wenn du dann gut liegst, dann spüre bewusst, mit welchen Körperteilen du aufliegst. Spür, wie an den Stellen, wo du auf dem Boden aufliegst, durch den leichten Druck des Körpergewichtes ein Gefühl von Wärme und Verbindung zum Boden entsteht! ... Stell dir vor, dass die Flächen, von denen du spürst, dass du mit ihnen auf dem Boden aufliegst, dass das keine Grenzen sind, sondern Kontaktflächen, Übergänge zum Boden, und stell dir diese riesige Kugel der Erde mit ihrer ungeheuren Masse vor! ... Stell dir vor, wie klein du darauf bist und wie sicher dich diese riesige Erde trägt, ... wieviel Ruhe es gibt, sich vorzustellen, dass du ein Teil der Erde und über die Auflage mit ihr verbunden bist! ... Fühl, wie diese Ruhe von der großen, großen Erde durch die Kontaktflächen mit dem Boden dich mehr und mehr erfüllt. Lass dich von der Schwerkraft sanft an den Boden ziehen, fühl, wie das Sicherheit gibt und wie mit jedem Ausatmen das Gefühl von Entspannung immer tiefer wird: ... Du bist schwer und warm; ... der Atem fließt ganz von selbst ein und aus; ... das Herz schlägt ruhig und gleichmäßig; ... und die Gegend um das Herz herum ist warm. Die Herzkranzgefäße sind gut durchblutet; ... du spürst, etwa in der Mitte zwischen Bauchnabel und dem unteren Ende des Brustbeins – da, wo das Sonnengeflecht hinter dem Magenausgang sitzt – ein Gefühl strömender Wärme, die sich im Bauch ausbreitet. (1)

Pause

Bildinduktion: Tauchen

Wenn du wieder dahinspürst, wo du auf dem Boden aufliegst, dann stell dir vor, du liegst auf einem Sandboden, auf warmem Sand. Du spürst die Wärme von unten am Körper, und es ist ein Strand, irgendwo in der Karibik, wo du mit Familie, Frau, Freunden, Mann, Kindern, kurz allen, die jetzt vor deinem inneren Auge erscheinen, auf diesem Strande liegst. Es ist warm, aber nicht zu warm. Ein sanfter Wind weht, der wunderbar warme Luft mit einem ganz leichten Geruch, sowohl von Meer, als auch von Blüten über dich weht (im Hinterland sind sehr viele Blumen, die blühen), ... und das Meer ist warm, so wie eine Badewanne. Ihr wart da heute schon drin, und jetzt ruht ihr euch aus. Alle schlafen ein bisschen oder träumen, und du bist in dieser harmonischen Situation zusammen mit den Menschen, die du gerne bei dir hast. Du überlegst dir, dass du vielleicht ein bisschen ins Wasser gehen möchtest, und es gibt diese wunderbaren ganz neuen Tauchausrüstungen. Die habt ihr auch schon mal ausprobiert. Man kann sie mit einem Handgriff anlegen und merkt gar nicht, dass man eine Ausrüstung trägt. Man kann schwimmen wie ein Fisch, über Wasser, unter Wasser, und du denkst, du gehst nicht lange weg, aber du möchtest ein wenig ins Wasser gehen. Du stehst auf, die anderen sind in ihren Träumen, sind mit Lesen, mit Dösen beschäftigt. Jemand schaut kurz auf und winkt. Du gehst über den Strand zum Meer, ziehst die Tauchausrüstung an; das geht ganz leicht, du bist jetzt schon drin, und dann gehst du langsam ins Wasser. Das ist ganz warm, und es trägt dich wunderbar leicht. Du spürst, wie du leichter und leichter wirst und so ein schwebendes Gefühl entsteht, während du dich von dem warmen Wasser tragen lässt. (2) ....

Musik Vangelis wird langsam eingespielt, dabei spreche ich:

Während du dich tragen lässt, siehst du nach unten, ins Wasser; du kannst unter Wasser ja so schön sehen. Es ist hell; du siehst die Reflexe des Sonnenlichtes auf dem Sand, du schaukelst auf den Wellen, und dieses Gefühl von Entspannung wird im ganzen Körper immer wohliger. Du lässt dich einfach etwas weiter heraustreiben; da sind Pflanzen, grün, auf dem hellen Meeresgrund und viele bunte Fische in leuchtenden Farben. Du hast dieses schöne Gefühl der Gewissheit, dass die anderen am Strand sind, und du kannst jetzt auch einfach mal ein bisschen wie ein Fisch unter Wasser schwimmen, weil du diese Tauchausrüstung hast. Dadurch geht es ganz leicht; du kannst normal atmen unter Wasser, du bist ganz umgeben von warmem Wasser, ... und du kannst das einfach für dich weiter erkunden, du kannst dich tiefer sinken lassen zum dunklen Grund des Meeres, du kannst wieder aufsteigen, wo das Sonnenlicht ganz hell ist, du kannst auch an Stellen schwimmen, wo es unendlich tief ist, wo das Licht verdämmert im Ungeheuren, aber du hast die Sicherheit, dass dir mit diesem tollen Gerät nichts geschehen kann, und du hast auch die Sicherheit, dass, wann immer du möchtest, du zum Ufer zurück kannst, zu deiner Gruppe. Ich überlasse dich jetzt für eine Zeit diesem Abenteuer und der Entspannung im Meer. Lass dich treiben, tragen; ich überlasse dich jetzt ganz deinen Erlebnissen und werde erst nach einiger Zeit wieder Kontakt mit dir aufnehmen. (3)

Kleine Pause,
dabei *Vangelis* wieder etwas lauter

Ich nehme jetzt wieder Kontakt zu dir auf. Wo befindest du dich gerade, im Meer oder auf dem Land? Wenn du noch im Meer bist, wie geht es dir? Wie fühlst du dich, was hast du erlebt, und was siehst du jetzt um dich herum? ...

Helle Töne und Glöckchen im Stück

Siehst du, wie die Sonnenstrahlen sich brechen, wenn sie durch die Wasseroberfläche nach unten fallen; du kannst da etwas ganz Helles sehen. (4)

Kleine Pause,
dabei *Vangelis* etwas lauter

Rückführung

Jetzt nehme ich wieder Kontakt zu dir auf. Wo befindest du dich jetzt? Wenn du noch im Meer bist, dann mache dir bewusst, wie du dich fühlst. Wie ist deine Stimmung? Und dann schwimme einfach, wenn du Lust hast, an Land zurück, oder überlege dir, was ein guter Schlusspunkt für deine Reise im Wasser und unter Wasser sein könnte; entweder, dass du wieder zurückgehst zum Strand zu den anderen Menschen, oder dass du dich weitertreiben lässt, wie du möchtest. (5)

Kurze Pause,
dabei *Vangelis* etwas lauter

Geh dann so ganz allmählich heraus aus dem Bild. Guck, ob es möglich ist, dass du dich jetzt einmal von außen siehst, wie du entweder im Wasser oder auf dem Strand bist, (5) ... und lasse dieses Bild dann in dein Gedächtnis hineinsinken, bewahre es in dir, und stell deine Aufmerksamkeit wieder ganz auf diesen Raum ein! Fühl, wie du hier, in diesem Raum, auf dem Boden liegst. Das Bild von dir – im Wasser oder am Strand – wird undeutlicher, ist schließlich nur noch in deinem Gedächtnis, und du bist mit deiner ganzen Aufmerksamkeit hier in diesem Raum. Du spürst den Kontakt mit dem Boden, ... du lässt dich tragen von dem festen Boden unter dir und spürst noch einmal diese

Verbindung mit der Erde, die Sicherheit und Entspannung, fühlst die Lebendigkeit in deinem Körper, die Muskeln, das Blut, die Lymphflüssigkeit in deinem Körper. Alles fließt und bewegt sich in dir, und du spürst, wie in dir das Gefühl von Aktivität langsam wieder erwacht, wie der Körper sich darauf vorbereitet, aus der tiefen Entspannung heraus ganz frisch, mit reiner Energie, wieder in das aktive Leben zu treten; (5) die Außenwelt wird für dich wieder real, die Geräusche und das, was du von den anderen sehen, spüren und hören kannst, treten allmählich wieder in den Vordergrund deiner Aufmerksamkeit. Kleine Bewegungen entstehen; Atem, Puls, alles wird wieder kräftiger und aktiver. Lass dir dann die Zeit, die du brauchst, um aus der Entspannung wieder richtig in deine normale Aktivität zurückzukehren.

Kommentar: Philosophie, Archetypen, psychologische Bedeutung

Dieses Bild »Tauchen/Auf dem Meeresgrund« gehört zum klassischen Repertoire, ist aber hier entscheidend verändert. Normalerweise gibt es die Standardinterpretation »Unter Wasser/Meeresgrund« = »Unbewusstes«.

Neben meinen Bedenken à priori Zuordnungen gegenüber haben hier einige Détailveränderungen dazu geführt, dass der Interpretationskontext anders akzentuiert werden muss. Bei den meisten TräumerInnen hat »Unter Wasser« schon mit unbewussten Inhalten und Wünschen zu tun. Durch die Einbettung in die Strandsituation »Freunde/Familie« wird hier ein neuer Schwerpunkt »soziale Geborgenheit« in diesen Interpretationszusammenhang gesetzt. Dieser Aspekt taucht in der Situation »Im – Wasser – Getragen – Sein« wieder auf. Die Umhüllung mit warmem Wasser entspricht dieser sozialen Vorstellung körperlich. Das Wasser trägt und schaukelt und bietet eine Entspannung, die mit Urgeborgenheit zu tun hat. Im Verlauf des Bildes können sich – in der Zeit ohne Ansage – bei den TräumerInnen weitere Inhalte autonom entwickeln, die mit ihren persönlichen Beziehungen, ihrer sozialen Einbettung, zu tun haben.

Durch die Einbettung des Bildes in die Strandsituation mit Freunden/Familie fahren wir also zweigleisig: Das Tauchen hat

— die übertragene Bedeutung: Unter Wasser/Unbewusstes
— den Gegensatz: »Aufgehoben – Sein« im warmen Wasser/soziale Geborgenheit am Strand in sich.

Interessant ist ein Aspekt, der mit dem Tiefen zu tun hat und beide Übertragungsmöglichkeiten verbindet. Von der sozialen Geborgenheit in der Gruppe am Strand über die organismische Geborgenheit im warmen Wasser birgt das sehr Tiefe die Möglichkeit, einen Schritt weiter zu gehen. Wie beim I-Ging kippt die übervolle Situation, und es entwickelt sich ein neuer Aspekt; die Auflösung der Individualität als letzte Stufe, die die individuelle (Individuum als kleinste, unteilbare Einheit) Geborgenheit in das »Sich – In – Etwas – Großem – Auflösen« überführt.

Zwischen den beiden Polen »Strand« und »Tiefe« entfalten sich folgende Übergänge:

Strand: — Konkrete soziale und physische Behaglichkeit;
— Fassbar, nachvollziehbar, bewusst

Im warmen Wasser: — Konkretes physisches (sich allein) Wohlfühlen;
— Diffus, subjektiv, halbbewusst

Im Tiefen: — Allgemeine Empfindung, Auflösung der Individualität, Sich Verlieren oder All – Eins – Sein;
— Unfassbar, esoterisch, unbewusst.

In den vorgestellten Situationen gibt es – wie man sieht – eine Menge Projektionsmöglichkeiten. Am Strand können sowohl Situationen von Freude und Harmonie erscheinen. Genauso gut kann auch der Gegenaspekt: »Ich habe ja gar keine Menschen, die in dieses Bild wollen« erscheinen. Das Wasser kann als beängstigend erlebt werden, technische Probleme können sich dazwischenschieben. Vor allem das Dunkle, Tiefe kann zu einer Angst vor Auflösung führen. Meist empfinden die TräumerInnen aber nichts als wirklich schwierig.

Folglich sind für mich die unterschiedlichen Ebenen am interessantesten: Welche Geborgenheitssituation tritt in den Vordergrund? Ist es die soziale Geborgenheit in der Gruppe oder mit Partner, ist es das körperliche Aufgehoben – Sein im warmen Wasser oder die Auflösung in der Tiefe, das Aufgehen in etwas Größerem?

Was bleibt als Grundgefühl hängen? Das wird auch am Schluss noch einmal deutlich, wenn die Möglichkeit erscheint, im Wasser zu treiben oder zu der Gruppe zurückzugehen.

Allgemeine positive Einbindung durch Körpererfahrung und Empfindungsschulung

Die Vorarbeiten zu diesem Bild haben immer direkt mit dem Thema Vereinigung – Trennung zu tun. Es ist auf unterschiedliche Art und Weise möglich, dieses Thema erfahrbar zu machen. Eine Möglichkeit bietet sich in der Rhythmusarbeit. Menschen können sich in Rhythmen einfügen oder auch nicht. Das gilt sowohl für Gruppenrhythmen, als auch für die Aufgabe, mit einemR PartnerIn in einen gemeinsamen Rhythmus zu kommen. Man kann sich im gemeinsamen Rhythmus treffen, danebenliegen oder im Rhythmus dagegenhalten und einen Gegenpol bilden.

Das Gleiche gilt für Schwingungen, für Räume, für Bewegungsformen. Man kann Szenarios konzipieren, in denen die TeilnehmerInnen sich entscheiden können, entweder Teil von etwas zu werden oder für sich zu bleiben. In der Reihenfolge der Übungen sollte außerdem eine bestimmte Steigerung der Erlebnisintensität angelegt sein, wobei durch das Schließen der Augen eine ungemeine Verstärkung des Gemeinsam/Nicht – Gemeinsam – Sein Erlebnisses erreicht wird.

Dabei üben die TeilnehmerInnen auch, ihre persönliche Eigenart in das Gemeinsame der Gruppe oder das Duo einzubringen. Immer sollte aber auch die Möglichkeit gegeben sein, durch bestimmte Wendungen und Brüche im Übungsverlauf den Gegenpol zur Gemeinsamkeit, das Allein – Sein erfahrbar zu machen. Manchmal verliert dabei die Spannung und Ambivalenz zwischen dem »In – Eine – Gruppe – Eingebunden – Sein«, und dem »Allein/All – Eins – Sein« etwas von ihrer Unversöhnlichkeit.

Wichtig ist unterm Strich, dass die unterschiedlichen Zustände des Inneren Bildes hier in der Körperarbeit schon angeregt und innerlich vorbereitet werden.

Kommentar zum Wortlaut der Fremdentspannung und des Bildes:

Ad (1)
Dieses Bild ist ganzheitlich in die Körperfühlübung eingebunden. Da das Bild im Wasser spielt und an sich ungemein entspannend ist, findet hier keine explizite Körperfühlübung statt. Die Entspannung: Auflage, Getragen – Sein findet über das Bild der Erde statt. Für die Entspannung wichtig ist die Arbeit mit der Vorstellung »Auflagefläche als Kontakt«, die auf das Wasser des späteren Bildes als verbindendem Fluidum vorbereitet. Die Größe der Erde, die trägt, ist ein anderer Ankerpunkt der Entspannung durch dieses Bild, und das korrespondiert direkt mit dem späteren Thema »Geborgenheit«. Um den guten, entspannten Zustand richtig rund zu machen, werden abschließend die leicht abgewandelten Formeln des Autogenen Trainings vorgetragen.

Ad (2)
Der Übergang von der Entspannung in die Bildvorstellung geschieht elegant durch die Übertragung von der Körperfühlübung in das Bild. Die TeilnehmerInnen sind direkt in der Situation, die angenehm geschildert wird. Der warme Sand, der Wind und das gesamte Ambiente sprechen von Sich – Wohlfühlen und Geborgenheit durch das Schmeicheln der Sinne. Dazu passt die soziale Situation, in Harmonie mit engen Freunden, Familie, Menschen die zu einem gehören, die man liebt oder mag, an diesen schönen Ort zu sein. Die Formulierung der Zusammenstellung der Gruppe ist absichtlich offen gewählt, so dass sich unwillkürliche Wünsche oder Abneigungen ausdrücken können. Der Übergang von der sozialen Geborgenheit in das Wasser soll möglichst unspektakulär sein. Die Tauchausrüstung wird so ins Spiel gebracht, dass der konkrete technische Aspekt des Tauchens ausscheidet. Es wird bewusst – wie beim Bild des Fliegens – auf den Phantasieaspekt abgehoben und darauf, dass die TräumerInnen sich sicher fühlen und frei im Traum bewegen können. Das andere ist die Beiläufigkeit der Entfernung von der Gruppe. Alle kennen diese Situation leichter Verfremdung und Unwirklichkeit, wenn mehrere Menschen in ihrer Welt (Entspannung, Dösen, Träumen, Lesen) beieinanderliegen. Gerade in dem Augenblick, wo jemand diese Stimmung verlässt, ist gar nicht sicher, ob das schon real ist.

Diese Stimmung sollte durch die Formulierung des Bildes leicht angesprochen werden. Dann geht es schnell und selbstverständlich, und der/die TräumerIn ist mit wenigen Worten im Wasser, wo dieser neue Aspekt »Leichtigkeit«, »Aufgehoben – Sein« erscheint.

Ad (3)
Die nächste Phase spricht an, was im Wasser geschieht. Das sanfte körperliche Getragen – Sein im Warmen verbindet sich mit dem, was unter Wasser sichtbar ist. Dabei werden freundliche Dinge wie Lichtspiele und Fische angesprochen. Auch das Unheimliche, Tiefe, Dunkle wird erwähnt. Dabei spielt die Musik, die während der Bildvorstellung bereits im Hintergrund spielte, ähnlich wie beim »Fliegen« eine große Rolle. Sie verstärkt das auch körperlich für viele spürbare Gefühl des Fließenden, Schwebenden. Dabei spreche ich den Entspannungsaspekt betont noch einmal an und auch die Sicherheit, zurück zu können. Das erleichtert sowohl das »Sich – Einlassen – Können«, als es auch die Selbstregulation verstärkt. Beides zusammen schafft für die TräumerInnen eine günstige Möglichkeit, angstfrei etwas über unbekanntes Terrain in sich selbst zu erfahren. An diesem Punkt lasse ich die TräumerInnen allein mit der Musik und ihren Inneren Bildern.

Ad (4)
Diese Kontaktaufnahme hat den Zweck, kurz bewusst zu machen, was geschehen ist. Manche sind vielleicht schon am Strand. Für die anderen soll es eine kurze Möglichkeit sein, sich ihrer Situation gewahr zu werden. Wegen der relativ langen Übungsdauer und dem auflösenden Charakter von Musik und Bild möchte ich mit dieser Ansprache verhindern, dass einige TräumerInnen abdriften. Ich suche außerdem eine bestimme Stelle in der Musik, von der ich weiß, dass es diese hellen Töne gibt. Wenn ich dabei auf Licht hinweise, kann ich auch bei TräumerInnen, die sich zu sehr in dunkle Bereiche und Untiefen sinken ließen, einen Anstoß geben, diesen lichten Aspekt in ihr Erleben zu bringen.

Ad (5)
Wegen der Verquickung von Körperfühlübung, Entspannung und Bild gehe ich vorsichtig in mehreren Schritten aus der Übung heraus. Interessant und wichtig zugleich ist der Moment, wo sich die TräumerInnen einen Schlusspunkt suchen sollen. Manchmal ist das Wasser schöner, als die idyllischste Gruppe. Für die Lösung dieser verführerischen und auflösenden Bilder, die ja von Anfang an schon mit der Identifikation am Strand begannen, gehen die TräumerInnen selbst aus dem Bild heraus und betrachten sich von außen. Das erleichtert die Ablösung, ist aber auch gut, weil die Sichtweise von außen manchmal neue Aspekte bringt. Erst dann kommt der Augenblick, wo sich das Bild in das Gedächtnis verabschiedet. Wegen der Brücke »Empfindung/Körperfühlübung – Bild« gehe ich auch auf diesem Wege umgekehrt langsam wieder aus dem Bild heraus, so dass die TräumerInnen allmählich und bewusst wieder in die äußere Realität geführt werden.

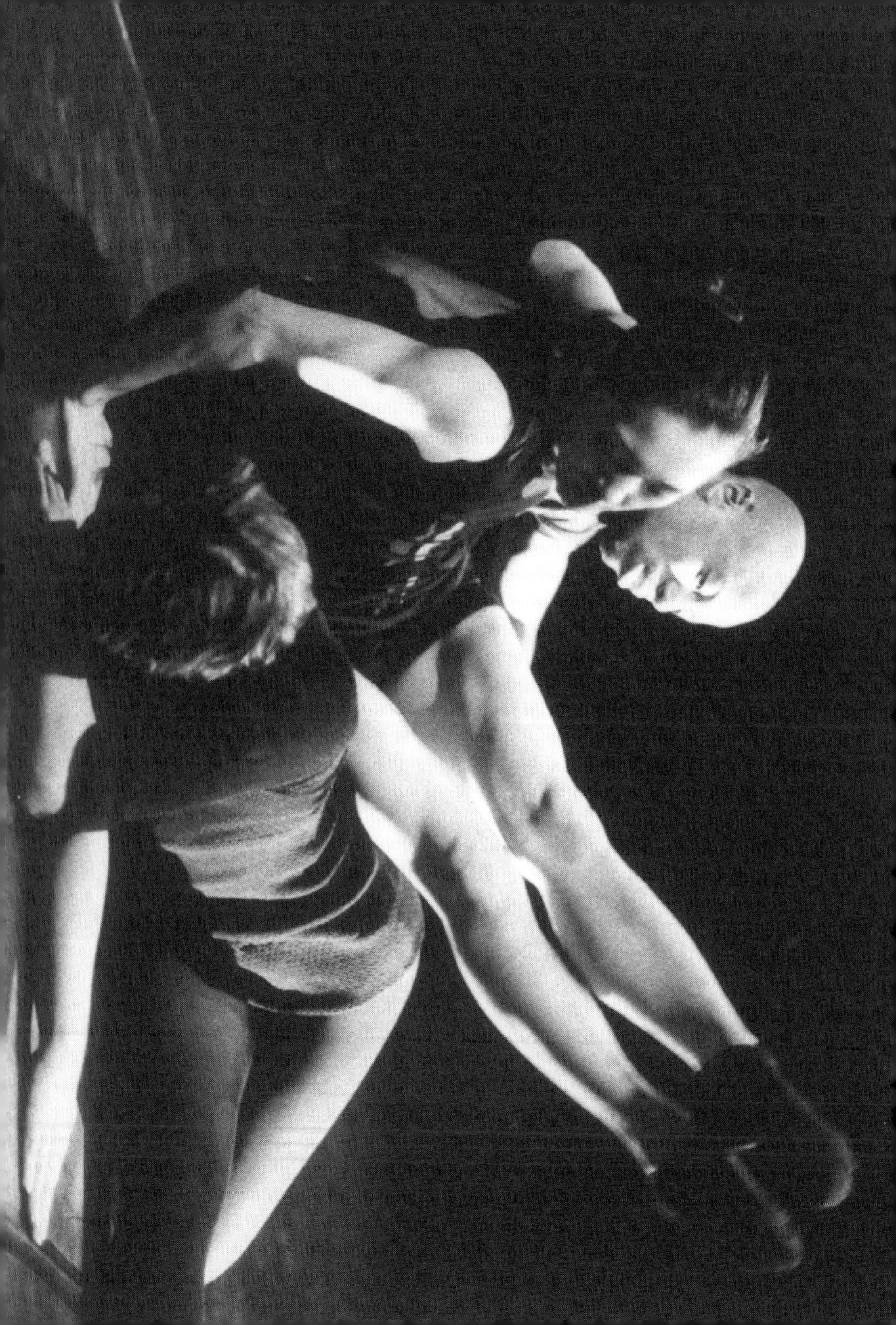

Bild 13
Der Bauernhof
Thema: Helfen/Sich – Helfen – Lassen, Abhängigkeit/Unabhängigkeit

Der Wortlaut der Entspannung und des Inneren Bildes

Körperfühlübung: Entspannung, Geborgen – Sein

Leg dich gemütlich hin, mach die Augen zu, und guck, ob alles so liegt, wie es soll; überlasse dich ganz der Entspannung! ... Fühl, wie dein Atem ein- und ausströmt, und fühl, wie mit jedem Ausatmen immer mehr Spannung von dir abfällt, wie du mit jedem Ausatmen schwerer wirst und immer mehr zum Boden sinkst! ... Fühl, mit welchen Stellen du auf dem Boden aufliegst und wie du mit diesen Stellen immer fester aufliegst, du dich immer wohliger fühlst und immer entspannter bist; (1) ... fühl die sanfte Atembewegung in deinem Bauch, ... alle Spannungen fließen in den Boden: Vom Boden her kommt die ruhige, feste und zugleich weichfließende Energie der Erde und bringt dich in einen Zustand, wo alles richtig ist, du dich nicht anstrengen brauchst und alles so gut ist, wie es ist. Geh dann mit der Aufmerksamkeit zu einem Punkt oberhalb der Nasenwurzel zwischen den Augenbrauen – dem sogenannten dritten Auge – und stell dir vor, dass das ein ganz warmer Punkt voller starker, ruhiger Energie ist, und seine Wärme lässt alle Anstrengung und Anspannung im Bereich von Stirn, Augen und Nasenwurzel schmelzen wie Butter in der Pfanne. Spür auch, wie sich auf den Augen, an den Augenliedern, eine tiefe Ruhe ausbreitet! (2) ...

Assoziationsübung: Helfen/Sich – Helfen – Lassen

Überlasse dich jetzt Assoziationen, Gedanken, Gefühlen: Was fällt dir zu den Begriffen »Helfen und Sich – Helfen – Lassen« ein? ... Hilfst du gerne, macht es dir Freude, anderen einen Gefallen zu tun, ihnen aus der Klemme zu helfen, herauszufinden, was ihnen Freude bereitet und kleine Wünsche zu erahnen? ... Oder fallen dir Menschen, die von dir abhängig sind, schnell zur Last, hast du das Gefühl von Verpflichtung, möchtest du deine Ungebundenheit zurück, fühlst du dich ausgenutzt oder hast schlichtweg keine

Zeit und keinen inneren Raum, dich mit anderen und ihren kleinen und großen Nöten zu belasten? ... Wie ist es, wenn dir andere helfen? Fällt es dir leicht, Hilfe anzunehmen, dankbar zu sein, dir helfen zu lassen, ... oder ist dir deine Unabhängigkeit wichtiger als die Verflechtung mit anderen, die zwar dem Leben mehr Wärme und Sinn gibt, dich aber diesen Menschen gegenüber auch verpflichtet? ... Ist es dir schnell unangenehm, ist es dir peinlich, wenn du von anderen abhängst, oder kannst du es genießen, dich verwöhnen lassen, es annehmen, wenn dir jemand etwas Gutes tut? ... Ist dir im Zweifelsfall die Gerechtigkeit wichtiger, als das Gefühl, sich auf Menschen verlassen zu können und von anderen gebraucht zu werden? ... Hast du oft das Gefühl, dass du mehr gibst, als du bekommst, oder beschleicht dich gar der Eindruck, andere wollten dich nur ausnutzen? ... Glaubst du schnell, anderen zur Last zu fallen oder Menschen würden dir vorwiegend aus Berechnung helfen? ... Gerätst du immer wieder in Situationen, wo du um Hilfe bitten musst, bzw. deine Hilfe gebraucht wird, oder bist du mit deinen Angelegenheiten klar und bist von anderen so unabhängig, wie sie von dir? (3)

Pause

Körperfühlübung: Entspannung, Kopf, Mund – Speiseröhre, Magen

Guck jetzt, ob sich in dir Spannungen aufgebaut haben und ob du in bestimmte Gefühle geraten bist, die eher unangenehm sind! ... Schau, mit welchen Bildern und Vorstellungen diese Gefühle und Spannungen zu tun haben!

Pause

Entscheide dann bewusst, dich ganz der Entspannung zu überlassen, den Bodenkontakt unter dir zu fühlen, alles Unangenehme wegfließen und dich einfach vom Boden tragen zu lassen! Fühl, wie mit jedem Ausatmen die Entspannung immer tiefer wird! (4) ... Geh dann mit der Aufmerksamkeit zu deinem Hinterkopf, fühl den leichten Druck, das schöne Gefühl, den Kopf vom Boden tragen lassen, nichts tun zu müssen, und fühl, wie der Hals immer weicher und entspannter wird, du schlucken musst, weil mit der Entspannung der Speichelfluss angeregt wird und mit einem leichten Seufzer der Atem auf völlige Entspannung schaltet! (5) ...

Spür jetzt den Kiefer- und Unterkieferbereich! Die Kiefermuskulatur ist weich, entspannt, locker und warm. ... Die Lippen sind gelöst. Fühl den Gaumen, ... Zähne und Zahnfleisch, ... die Zunge! ... Wenn du das nächste Mal schlucken musst, fühl den Weg vom Mund zum Magen in den Bauchraum! ... Wenn du schluckst, stell dir vor, wie der Weg vom Mund über den Rachenraum durch die Speiseröhre und in den Magen führt. Alles ist feucht und warm, durchblutet und entspannt. Fühl, wie sich im ganzen

Bauchraum eine wohlige Wärme ausbreitet! (6) ... Spür, wie sich alle inneren Organe entspannen, wie sich das Nervensystem von äußerer Aktivität und Leistung auf Ruhe und Erholung umschaltet und das Blut in die inneren Organe strömt, die ruhig und entspannt daran arbeiten, verbrauchte Energie zu ersetzen. Fühl, wie du ganz in deinem Bauch ruhst, wie dein Darm alles verdaut! ... Fühl deine Leber ... und die Nieren! ... Alle inneren Organe haben eine wohlige, entspannte Wärme – du entspannst dich allgemein immer mehr -, und geh dann mit der Aufmerksamkeit zu deinem Sonnengeflecht, dem Solarplexus! Er ist ungefähr in der Mitte der Entfernung zwischen dem Bauchnabel und dem unteren Ende des Brustbeins, hinter dem Magenausgang und bildet ein großes Nervenzentrum, durch das alle Nerven laufen, die die inneren Organe beeinflussen. Die Nervenzellen brauchen besonders viel Sauerstoff, sind ganz stark durchblutet, und du spürst die wohlige Wärme, die mit dieser starken Durchblutung einhergeht. »Sonnengeflecht strömend warm«, (7) ... und geh dann noch einmal zu dem Punkt über Nasenwurzel, von dem auch Wärme und eine gelöste und zugleich konzentrierte Form von Entspannung ausgehen und wo alle Anstrengung, alles, was schwierig ist, schmilzt wie Schnee in der Sonne! (8) ...

Bildinduktion: Bauernhof

Lass jetzt vor deinem inneren Auge das Bild eines Bauernhofes entstehen, ... ein Bauernhof mit einem Garten und Tieren; Kinder spielen, es gibt ein Paar, das arbeitet, und es gibt die Großeltern. ... Es ist eine harmonische Situation. Die Kinder spielen, helfen etwas mit, wachsen und sind so glücklich, wie Kinder auf einem Bauernhof sein können. ... Das Paar macht die Arbeit auch für die Großeltern mit und lebt richtig gut. ... Die Großeltern versorgen die Kinder und sind zufrieden mit ihrem Leben. ... Schau dir das Ganze in Ruhe an! Was kannst du alles entdecken? Guck dir den Garten an, die Pflanzen und die Tiere! ... Was machen die Kinder, die Erwachsenen, die Großeltern? ... Wie findest du die Atmosphäre, die Stimmung, was für ein Wort würde darauf passen? ... Welche Gerüche liegen in der Luft, was kannst du hören? (9) ... Und guck dann, ob es etwas gibt, wo du gerne reinschlüpfen möchtest! Ist es eine der Personen oder etwas anderes? Siehst du das alles doch mehr von außen? Oder könntest du dich, wenn du das so siehst, mit jemandem identifizieren? Was passiert so spontan? Überlasse dich dem, was geschieht! Wie empfindest du dich dabei? Wie ist dein Gefühl zu dir, zu der Situation, zu den anderen Menschen? (10)
Längere Pause, nach einiger Zeit:

Musik Genesis

Rückführung

Geh jetzt aus der Identifikation wieder heraus, guck dir den Hof, die Menschen und die Tiere wieder von außen an! Wie ist die Stimmung? ... Verabschiede dich dann von dem Bild, lasse es in dein Gedächtnis sinken, und gehe mit deiner Aufmerksamkeit wieder ganz zu deinem Körper! Wie fühlst du dich körperlich? Bis du gut entspannt? Bist du warm, leicht oder schwer? ... Fühle deinen Atemfluss und dass alles leicht und wie von selbst geht! Der Atem kommt und geht ganz von selbst. Alles ist gut geregelt im Körper. Psychologisch passt dazu das Gefühl, vertrauensvoll und ruhig das anzunehmen, was ist und voller Zuversicht zu sehen, was werden kann. (11) ... Bereite dich jetzt allmählich darauf vor, aus der Entspannung wieder in deinen Normalzustand zurückzukehren. Fühl, wie der Atem tiefer wird und das Herz kräftiger schlägt, ... der Blutdruck sich auf das Wach – Sein einstellt, du allgemein wieder mehr Spannung aufbaust, kleine Bewegungen mit Zehen und Fingern machst, die den Körper auf Aktivität vorbereiten und damit beginnst, dich mit kleinen genüsslichen Bewegungen zu strecken und zu recken und schließlich zu der normalen Balance in der Aufmerksamkeit zwischen Innen und Außen zurückfindest. (11)

Kommentar: Philosophie, Archetypen, psychologische Bedeutung

Das Bild vom Bauernhof gehört nicht zum klassischen Repertoire des Katathymen Bilderlebens und der Oberstufe des Autogenen Trainings. Gleichwohl stellt es ein sehr gutes projektives Material dar, in dessen Gestaltung die TräumerInnen alle möglichen Bedürfnisse und Sichtweisen einfließen lassen können. Durch die Körperarbeit bereits angeregt wurde ein Feld, das mit Abhängigkeit, Hilfsbedürftigkeit, Fürsorglichkeit und Hilfsbereitschaft zu tun hat. Viele Menschen empfinden einen Zielkonflikt zwischen Selbstverwirklichung/Unabhängigkeit und dem Bedürfnis nach Gemeinsamkeit und Nähe. Natürlich handelt es sich hier nicht um einen logischen Gegensatz, dessen Pole sich zwangsläufig gegenseitig ausschließen würden. Vielen schwebt eine Partnerschaft vor, in der sich Nähe, Intimität und Verlässlichkeit mit Freiheit, einer gewissen Unabhängigkeit und gegenseitiger Nichteinmischung verbinden. Real ist das jedoch meist kompliziert. Die Entwicklung der modernen Gesellschaft ist geradezu durch das Bedürfnis nach Unabhängigkeit von den Launen der Natur und der Kontrolle durch die Gemeinschaft charakterisierbar. Früher konnten Menschen nicht allein überleben und waren auf den Partner, die Gruppe, die Familie, das Dorf, den Stamm, mit seinen Normen, Traditionen und seiner sozialen Kontrolle angewiesen. Ständische Regeln und Geschlechterrollen waren fest, berufliche Wege meist vorbestimmt, die Partnerwahl hatte weniger mit Liebe im modernen Sinn, als mit materiellen Überlegungen zu tun.

Heute können Menschen ihr Leben in anonymen Städten weitgehend selbst bestimmen. Ziemlich unabhängig von Familie und Geschlecht können sie Lebensentwürfe frei wählen. Das Bedürfnis, sich selbst zu verwirklichen, korrespondiert dabei mit ökonomischen Zwängen zu Autonomie und Selbstständigkeit sowie sozialen Marktmechanismen. Das moderne Leben fordert hier zweierlei Dinge:

— Erstens sollte jeder Mensch autonom seinem Lebensentwurf folgen, sich nicht von anderen abhängig machen und ohne falsche Rücksichtnahme das tun, was für ihn, seine persönliche Entwicklung und sein berufliches Fortkommen wichtig ist.
— Zweitens ist für das psychische Überleben wichtig, bestimmte Allianzen mit anderen zu schließen, ohne die das Ergebnis aller Bemühungen um Selbstverwirklichung und materielle Versorgung in Isolation enden würde.

Dabei geht es jedoch nicht um wirkliche Nähe. Diese Art von Allianzen sind vielmehr durchaus strategischer Natur. Zeigt ein Mensch dabei seine wirklichen Bedürfnisse oder gar eine Bedürftigkeit nach Nähe, ist er für die Mitspieler leicht ausrechenbar und damit im privaten, wie beruflichen Konkurrenzkampf zum Verlierer bestimmt. Dagegen steht ein tiefes, echtes und machtvolles Bedürfnis, zu lieben und geliebt zu werden, jemanden zu haben, der zu einem steht und selbst gebraucht zu werden, ein Wunsch nach einer nicht – beliebigen Nähe und Gemeinsamkeit. Das steht natürlich dem Willen nach Autonomie entgegen, und wer nicht aufpasst und blind einem übermächtigen Bedürfnis nach Nähe folgt, wird schnell von anderen benutzt und missbraucht. Wer zu misstrauisch ist, bleibt dagegen allein und kann nie mit anderen teilen.

Diese explosive Mischung führt dazu, dass die Bedürfnisse nach Nähe und Verbundenheit, die immer auch verletzlich und abhängig machen, rationalisiert, projiziert, verdrängt, mythologisiert, verschoben oder am falschen Platz ausgelebt werden. Und gerade weil das Bedürfnis nach Vertrauen und Nähe immer stärker wird, zugleich aber die Angst, in selbst gestellte Fallen zu tappen, oder anderen ins offene Messer zu laufen auch immer größer wird, wachsen Misstrauen und Trotz oft zu einer unüberwindlichen Barriere.

Hier setzt das Bild an. Wie im Kommentar zum Wortlaut der Fremdentspannung beschrieben wird, habe ich immer wieder eine positive Einbindung und Tönung hergestellt, um auch den mit Bitterkeit und Trotz unterdrückten Bedürfnissen eine Chance zu geben. Dabei gibt es unterschiedliche Projektionsmöglichkeiten.

— Die Identifikation mit den Kindern spricht eher für ein Bedürfnis, versorgt zu sein und jemanden haben, der die eigene persönliche Entwicklung mit ihrer Bedürftigkeit akzeptiert und unterstützt.
— Die Identifikation mit dem Paar spricht meist dafür, eineN (im positiven Sinn) erwachseneN PartnerIn zu suchen, mit dem/r man Verantwortung teilen kann und sich in der gegenseitigen Eigenständigkeit unterstützt.
— Die Identifikation mit den alten Menschen hat oft mit dem Bedürfnis nach Gelassenheit zu tun, damit, einen Ruhepol zu finden, auf den man bauen kann um endlich aus dem Zirkus des Wechselns und Werbens herauszukommen.

Allgemeine positive Einbindung durch Körpererfahrung und Empfindungsschulung

Als Vorbereitung für das Thema Helfen/Sich – Helfen – Lassen können alle Übungen fungieren, in denen die TeilnehmerInnen nicht alleine zurechtkommen können. Entweder ist die Absprache dergestalt,

- dass Aufgaben mit verbundenen Augen durchgeführt werden müssen (in einem unbekannten Raum über Hindernisse gehen z.B.)
- dass eine alltägliche Verrichtung des persönlichen Bereichs jemand anderem übertragen wird (essen, in dem Fall gefüttert werden, oder sich ankleidend z.B.), oder
- dass die TeilnehmerInnen etwas sehr Schwieriges unter Druck leisten müssen, was nur durch gegenseitige Hilfe möglich ist (Erlernen einer komplizierten Akrobatik – Kombination z.B.).

Körpersymbolisch sinnvoll und bedeutsam sind auch Übungen aus dem »Contact« – Tanz – Bereich, in denen die TänzerInnen ihr Gewicht an andere abgeben, sich also ihnen überlassen, ihnen vertrauen und umgekehrt andere stützen oder tragen, ihnen helfen müssen.

Kommentar zum Wortlaut der Fremdentspannung und des Bildes:

Ad (1)
Es müsste hier, an dieser Stelle der allgemeinen Wohlfühl- und Entspannungsphase, eigentlich »wird« an Stelle von »bist« heißen. Für Entspannungsübungen gilt jedoch als Regel, dass sie besser wirken, wenn sie einfach in der Gegenwart als Ist – Zustand formuliert werden.

Ad (2)
Die Entspannung konzentriert sich hier mehr auf die energetische Ebene, wo Harmonie, Sich -Wohlfühlen, etc. angesprochen werden. Dabei steht das Gesicht im Mittelpunkt der Körperfühlübung, was den (späteren) Übergang zu Mund, Speiseröhre und inneren Organen erleichtert. Außerdem schließt das an die körpersymbolischen Übungen der Stunde an, in denen die Aufmerksamkeit auch auf dem Gesichts- sowie dem Mund-/Verdauungsbereich lag. Schließlich werden die TräumerInnen über die Energieebene auf Harmonie eingestimmt, was günstig für die positive Tönung der folgenden Assoziationsübungen ist.

Ad (3)
Bei der Assoziationsübung spreche ich die unterschiedlichen Aspekte von Helfen/Sich – Helfen – Lassen mit sehr verschiedenartigen Formulierungen (aber immer als Gegensatzpaar) an. Geht man dem Inhalt genauer nach, wird man feststellen, dass sich

die Gegensätze zum Teil überlagern oder sich gar nicht ausschließen. Es wird also kein logisch/philosophischer Anspruch auf Eindeutigkeit erhoben. Mir geht es eigentlich nur darum, vorbewusste Einstellungen durch verlockende Bilder und provozierende Worte (z.T. nur scheinbare Gegensätze, wie sie aber oft konstruiert werden) hervorzukitzeln. Die Assoziationsübung hat einen mittleren Platz zwischen den Körperübungen und dem Bildsymbol. Nach der Vorbereitung der Körperübungen ist das Thema schon sehr präsent. Bei der Fülle von Situationen, die jetzt angesprochen werden, wird der Aktualisierung des Feldes im Körpergedächtnis die aktuell/assoziative Komponente beigefügt. Wegen der Vielfalt der Anregungen und den möglichen Verknüpfungen mit der Körpererfahrung vorher ist es wichtig, nach den Fragen etwa da, wo ich es durch Pünktchen angedeutet habe, etwas Zeit zu lassen, damit sich die Vorstellung konkretisieren kann. Zudem werden sich viele Menschen in zwei oder mehreren verschiedenen Möglichkeiten wiederfinden, und dem möchte ich auch Raum geben. In der Vielfalt der Fragen wird den TräumerInnen eine Chance gegeben, sich in unterschiedlichen Situationen und Einstellungen zum Thema Helfen/Sich – Helfen – Lassen wiederzufinden.

Ad (4)
Wegen der Komplexität des Themas ist es günstig, beim Herausgehen aus der Assoziationsübung die körperliche Beobachtungsebene anzusprechen. Das ist nicht nur wegen der tiefen Entspannung wichtig, die Voraussetzung für das folgende Bild und die vorbereitende Körperfühlübung ist. Diese könnte ohne einen vollständigen Abschluss der Vorstellungsübung gestört werden. Manchmal werden in der Wahrnehmung der Spannungsveränderung erst die Gefühle deutlich, die das Thema auslöste. Körperlich verändert sich durch diese Assoziationsübung immer einiges, was dem/der TräumerIn Hinweise auf unbewusste Sichtweisen geben kann.

Ad (5)
Die Ansprache der Auflage des Kopfes bereitet (außer seinem Wert für die allgemeine Entspannung) auf elegante Art den Übergang zum körpersymbolischen Bereich vor und entspannt auf wunderbar angenehme Art.

Ad (6)
Der erste Teil der eigentlichen Körperfühlübung beschäftigt sich mit dem Mundraum (was der Empfindung leicht zugänglich ist) und dem Weg über die Speiseröhre in den Magen (was schwerer nachzuvollziehen ist). Beides ist an sich von Wert für das Körperbewusstsein und die Entspannung. Hier schließt es direkt an die zentrale Übung der Körperarbeit an. Die TräumerInnen haben dabei das Thema Helfen/Sich – Helfen – Lassen erfahren, indem sie sich mit geschlossenen Augen füttern ließen, bzw. andere fütterten. Der Mund-/Rachenraum ist ungewöhnlich dicht mit sensiblen Nervenenden

besetzt. Abhängigkeit und Fürsorge werden in der ersten Lebensphase besonders über die Nahrungsaufnahme erlebt. Daher kann diese Körperfühlübung über den Mund-/ Rachenraum für Erinnerungen an das Thema der ersten Lebensphase sensibilisieren und verbindet direkt mit der Erfahrung der zentralen Übung (Sich Füttern – Lassen) der Körpersymbolik.

Ad (7)
Der folgende Teil – die Ansprache, Körperfühlübung und Entspannung der inneren Organe – hat nicht direkt symbolisch mit dem Thema zu tun. Sie ist von allgemeiner Bedeutung für das Körperbewusstsein und eine ganzheitliche, ästhetische Bildung. Sie hilft aber auch durch die tiefe Entspannung, die sie bewirkt, eine positive Stimmung für das Bild und die Verarbeitung der Erfahrungen mit dem Thema herzustellen.

Dabei hat das Sonnengeflecht die Aufgabe, all das, was eventuell der Wahrnehmung der TräumerInnen nicht zugänglich ist (innere Organe) und daher auf einige diffus wirken kann, als Generalansprache zu vereinen. Wegen seiner starken Durchblutung ist das Sonnengeflecht tatsächlich – besonders nach einer leichten Vorbereitung durch Kreisen eines Fingers auf einem Punkt in der Mitte zwischen dem unteren Ende des Brustbeins und dem Bauchnabel – als angenehm strömend warmer Punkt wahrnehmbar.

Über die Harmonisierung des Körpers in der Konzentration auf die inneren Prozesse stellt der letzte Teil der Körpererfahrung die TräumerInnen auf eine gute Schwingung und Stimmung ein.

Ad (8)
Dazu passt auch der letzte Teil, der über das »dritte Auge« mit dem Anfang der Entspannung verbindet.

Ad (9)
Der Bauernhof wird mit allen nötigen Details eingeführt. Dabei lege ich Wert auf eine gewisse Idylle. Von zentraler Bedeutung für die Symbolik aber sind die drei Generationen mit ihren gegenseitigen Verflechtungen und »Helfen/Sich – Helfen – Lassen« – Beziehungen, die Möglichkeiten für alle denkbaren Projektionen bieten. Wie schon von anderen Bildern her bekannt, ist es günstig, am Anfang die Situation so zu schildern, dass spontane Wertungen und Ausschmückungen des Bildes in der Phantasie möglich sind. Die idyllische Schilderung wähle ich, weil der Zeitgeist der Moderne größtmögliche Unabhängigkeit nahelegt. Menschen haben aber ein Bedürfnis, zu lieben und geliebt zu werden, das heißt auch, gebraucht zu werden und jemanden zu haben, der hinter ihnen steht, wenn es darauf ankommt. Weil das Misstrauen für viele in einem so schmerzhaften Konflikt mit dem Bedürfnis nach Nähe und Verflechtung steht, wähle ich die betont positive Schilderung, um überhaupt eine Projektion zu ermöglichen, die

nicht schon von Anfang an durch Zweifel und Erfordernisse nach Autonomie konterkariert wird.

Ad (10)
Nach all den Möglichkeiten, sich mit dem Hof vertraut zu machen und die Gegebenheiten durch die unbewusste Gestaltung zu modellieren, biete ich gegen Ende des Bildes die Gelegenheit zur Identifikation. Anders als bei Bildern wie »Wiese«, »Baum« und ähnlichen anderen ist hier die Identifikation kein notwendiger Bestandteil der Arbeit. Den meisten TraümerInnen fällt es zwar leicht, sich zu identifizieren; das Bild kann aber auch wirken, wenn die TräumerInnen den Hof betrachten und ihre Gefühle und Einstellungen wahrnehmen, ohne in eine Gestalt hineinzugehen.

Ad (11)
Wegen der Länge der Übung mit Körperfühlübung 1, Assoziationsübung, Körperfühlübung 2 und Bild ist die Rückführung aus der Entspannung hier etwas ausführlicher, als sonst. Wie unter ad (9) dargestellt, ist für viele TräumerInnen das Thema sensibel. Sie erleben sich kontrovers in ihren Bestrebungen nach Autonomie einerseits und Bindung – in der man sich vertraut und sich gegenseitig braucht – andererseits. Der Ausklang ist daher betont versöhnlich und harmonisch.

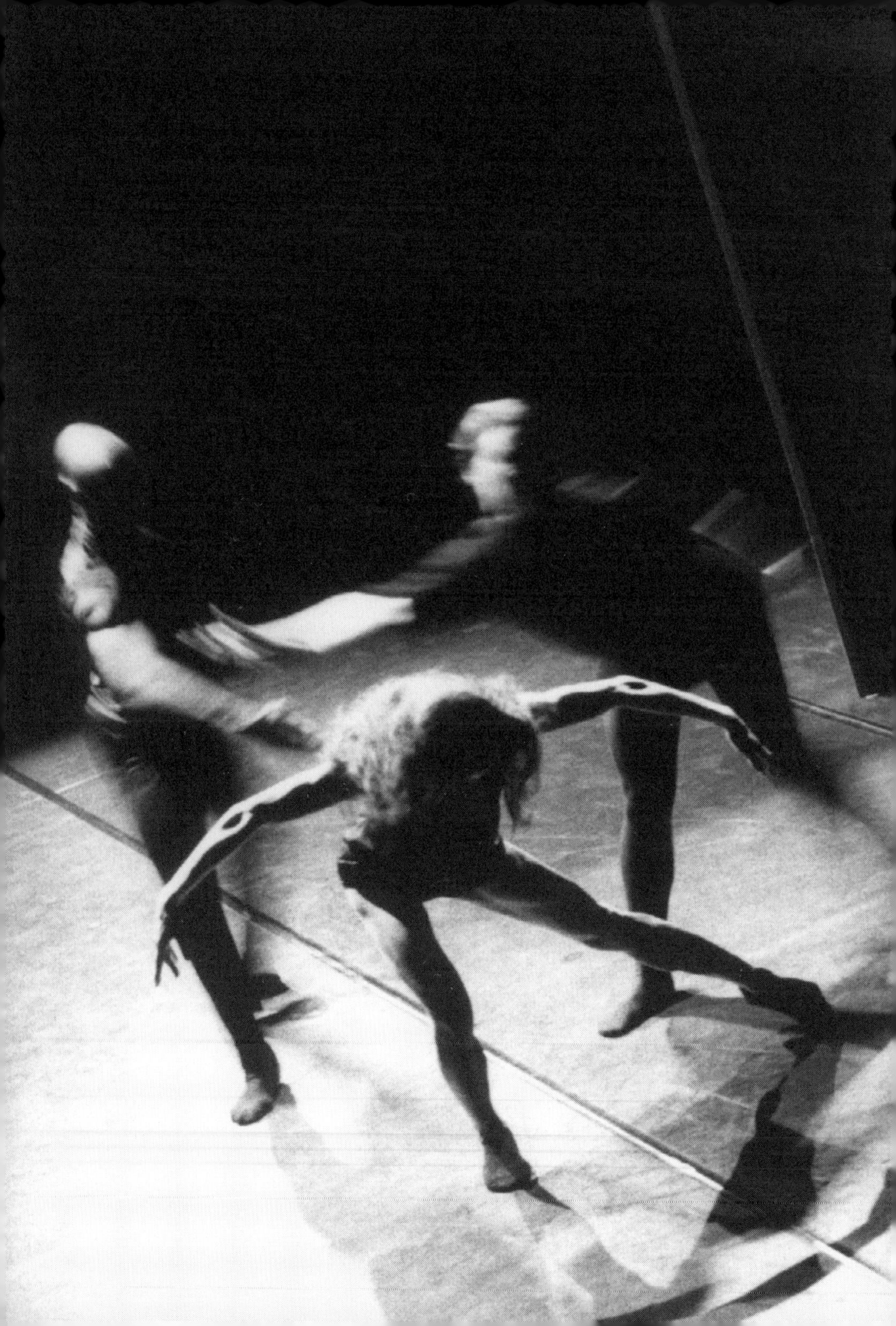

Bild 14
Der Körper
Thema: Selbstakzeptanz, Identität, Körperbild

Der Wortlaut der Entspannung und des Inneren Bildes

Körperfühlübung: Vitalität, körperliche Beschaffenheit

Bei dieser Entspannungsübung haben die TräumerInnen Ton neben sich liegen, den sie nach der Vorstellungsübung kneten sollen.

Leg dich hin, komm zur Ruhe, und schau, ob der Ton so griffbereit neben dir liegt, dass du ihn ohne Probleme in der Entspannung erreichen kannst. Fühl, wie das Blut durch deine Adern pulsiert und du ganz und gar erfüllt bist von diesem mächtigen Strom der Lebendigkeit! (1) ... Fühl dann, wie du mit jedem Ausatmen schwerer wirst und mehr zum Boden sinkst. ... Du kannst den Boden unter dir jetzt besonders intensiv wahrnehmen. Er trägt dich, und du lässt dich tragen, genießt deine Schwere. ... Stell dir die Fläche vor, die du bedeckst; du hast die angewärmt durch deine Körperwärme, und sie ist dein Grund, auf dem du ruhst. Fühl, wie du an verschiedenen Stellen unterschiedlich schwer aufliegst! Fühl, wo die im Liegen statisch tragenden Teile sind und welche Teile einfach schwer zum Boden streben, ohne selbst Gewicht zu tragen. (2) ... Fühl, wie der Atem tief und ruhig ein- und ausfließt und das Herz mit kräftigen Schlägen das Blut durch die Adern pumpt. (2) ... Bleibe jetzt mit deiner Aufmerksamkeit bei deinem Körper! Lass vor deinem inneren Auge oder allgemein in deiner Aufmerksamkeit deinen Körper oder ein Bild deines Körpers entstehen! Wie fühlst du dich im wörtlichen Sinne? Was ist dein Gefühl zu deinem Körper? Fühlst du dich wohl in deiner Haut? (3) ...

Fragen zum Körperbild

Wie empfindest du dich normalerweise? Eher kraftvoll/energiegeladen oder schlapp und müde? Bist du jemand, der sich gerne bewegt und dem nichts zu viel ist, oder fühlst du dich oft lustlos, hängst lieber herum? ... Bist du gerne draußen oder lieber drinnen? Liebst du die Sonne und die Wärme oder liegen dir mehr die gemäßigten und kühlen

Temperaturen? ... Wie ist dein Immunsystem? Wirst du leicht krank, oder kannst du deinem Körper so gut wie alles zumuten, bist du anfällig oder robust? ... Wie ist dein Schlafbedürfnis: Schläfst du gerne viel, oder kommst du mit wenig Schlaf aus? Wirst du schnell wach, ist dein Schlaf störbar, oder schläfst du gut ein und durch, ohne dass dich irgendetwas stören könnte? ...

Kleine Pause

Wie fühlst du dich jetzt? Haben sich Spannungen in dir gebildet? Wenn ja, wo sitzen sie, was spürst du? ... Lass jetzt alle negativen Gefühle in den Boden abfließen, genieße es, hier zu sein und einfach alle Eindrücke, Fragen und deine inneren Antworten geschehen und auf dich wirken zu lassen. (4)

Kleine Pause

Wenn du an Essen und Trinken denkst, erfüllt dich das mit Lust, oder ist das eher nebensächlich für dich? Genießt du es, deinen Hunger und Durst zu stillen, oder nimmt das keinen großen Raum für dich ein? ... Wie ist es mit deiner Verdauung? Bekommt dir alles, oder hast du Probleme, musst du aufpassen, was du zu dir nimmst? Sind dein Appetit und dein Geschmack in Ordnung, oder führen sie dich in ungute Bereiche, so dass dich bezähmen und kontrollieren musst? ... Lässt du dich gerne berühren und streicheln, oder ist dir körperliche Nähe nicht so wichtig? Ist es dir vielleicht sogar manchmal unangenehm, angefasst zu werden, oder bist du da unkompliziert? ... Welche Bedeutung haben für dich Erotik, Sexualität, die körperliche Liebe? Ordnen sie sich der romantischen, persönlichen Beziehung unter, oder ist das Bedürfnis immer da, existiert ein Verlangen in dir, das dich in die eine oder andere Schwierigkeit bringen könnte? ... Bist du im Allgemeinen in Einklang mit deinen sexuellen Bedürfnissen und verläuft ihre Erfüllung für dich beglückend, oder bewertest und verdrängst du, gerätst mit anderen in Konflikte?

Kleine Pause

Schau wieder, ob du dich wohl fühlst oder ob Disharmonien in dir entstanden sind! Wenn ja, was sagen die dir, womit hängen sie zusammen? ... Lass das dann alles los, überlass dich den weiteren Eindrücken und Wahrnehmungen, lass dich treiben! (5)

Kleine Pause

Wie ist dein Körper beschaffen? Bist du groß oder klein, ... dick oder dünn, ... von kräftigem Knochenbau oder feingliedrig? ... Bist du eher muskulös oder eher hager,

... hast du weiche oder raue Haut, sind deine Haare glatt, gelockt oder kraus, eher geschmeidig oder eher spröde? ... Wie ist deine Haut- und Haarfarbe? ... Wie sind deine Proportionen? Bist du schmal oder breit in Schultern und Becken, hast du lange oder kurze Gliedmaßen? ... Ist dein Gesicht länglich, oval oder rund, ebenmäßig in seinen Zügen oder unregelmäßig? ... Wie ist deine Stimme? ...

Kleine Pause

Achte jetzt wieder auf dein Körpergefühl! Hat sich etwas verändert? Haben sich deine Stimmung und dein Grundgefühl gewandelt? Wenn ja, wie ist das, wie fühlt es sich an, was teilt dir das mit? ... Lass dich jetzt wieder einfach nur tragen, überlass dich dem Zustand der Entspannung, fühl, wie dein Atem von selbst ein- und ausströmt und sich mit jedem Atemzug alles in dir harmonisiert. (6)

Kleine Pause

Wie ist es um deine Aufmerksamkeit bestellt? Bist du lebhaft oder ruhig, expressiv oder verhalten? ... Gestikulierst du gerne oder bist du mäßig in deinen Bewegungen, hast du eine lebhafte Mimik, oder bleibt dein Gesicht eher unbeteiligt? ... Haben Musik und Rhythmus eine starke Wirkung auf dich, oder lässt dich so etwas eher kalt? Tanzt und singst oder musizierst du gern, oder ist das für dich nicht so wichtig? ... Liebst du es, Dinge zu formen und zu gestalten?

Kleine Pause (7)

Formen einer Figur aus Ton

Lass jetzt alles auf dich wirken, was hängengeblieben ist, die körperlichen Grundfunktionen und die Vitalität, die Sinneslust, die körperliche Beschaffenheit und der Ausdruck. ... Bleibe im Zustand der Entspannung, und greife neben dich! Nimm den Tonkloß in beide Hände, und beginne, ihn ruhig und langsam zu erwärmen und zu kneten.

Kleine Pause

Ich werde etwas Musik einspielen, und du formst aus dem Ton einen Menschen. Es ist wichtig, die Augen geschlossen zu halten und nach dem Gefühl vorzugehen. Du brauchst dir nichts Besonderes auszudenken. Du musst nur deinem Gefühl, deiner Intuition folgen.

Längere Pause
Musik Débussy (8)

Rückführung

Ich melde mich jetzt wieder. Wenn du fertig bist, lege dir die Figur auf den Bauch, und ruhe etwas, lass alles auf dich wirken. Wenn du noch in der Gestaltung bist, schau, dass du in Kürze ein Ende findest. Du musst keine perfekte Statue formen. Finde einen Schlusspunkt, der für dich stimmt! (9)

Kleine Pause

Finde jetzt einen Schluss, beende die Gestaltungsphase! ... Nimm die Figur in beide Hände, halte sie über dich, und öffne die Augen! ... Betrachte die Figur in aller Ruhe! Was empfindest du? ... Beginne ganz allmählich, mit deiner Figur aufzustehen! ... Lass dir dabei genug Zeit! ... Schau jetzt, dass du zum Stand kommst. Wenn du merkst, dass das für dich nicht geht, bleibe einfach sitzen. ... Beginne jetzt, mit deiner Statue zu tanzen! (10)

Kleine Pause,
Musik mit leicht jazzigem Rhythmus, die zum Tanzen animiert, ohne sich aufzudrängen und zu bestimmen

Zeige, wenn du Lust hast, deine Figur auch anderen beim Tanzen. (11)

Kommentar: Philosophie, Archetypen, psychologische Bedeutung

Das Stundenkonzept »Archetypen, Innere Bilder und Körpersymbolik« funktionierte in den bisher vorgestellten Bildern so, dass ein Lebensthema von grundlegend archetypisch/grundlegender Bedeutung durch Körperarbeit erlebbar gemacht wurde. Zu dem gleichen Thema wurde ein Inneres Bild als Abschluss der Stunde genommen, in dem sich die Erfahrungen der Körperarbeit mit dem Thema auf symbolische Weise ausdrücken konnten. So hatten die TräumerInnen die Möglichkeit, Informationen über unbewusste Einstellungen zu wichtigen Lebensbereichen zu bekommen.

Das ist in diesem Set etwas anders. Einmal ist das Lebensthema nicht auf die gleiche Art benennbar, wie sonst. Vor allem aber gibt es kein Bild im üblichen Sinne, in dem sich dieses (schwierig zu benennende) Thema symbolisch ausdrücken könnte. Trotzdem hat die Stunde ihren Sinn und funktioniert auf eine Art, die ihren Platz in diesem Curriculum rechtfertigt.

Der Begriff Archetypus ist von Jung absichtlich sehr vage formuliert worden. Ausdrücklich hingewiesen hat er auf die Möglichkeit körperlicher Archetypen. So könnten wir uns vorstellen, dass es archetypische (will heißen nicht – kulturell geprägte allgemeine und grundlegende) Schönheitsideale gibt, die (im Gegensatz zu kulturell/modisch geprägten

Schönheitsvorstellungen) nicht erworben, sondern angeboren sind. Damit sind Symmetrie ganz allgemein, sowie bestimmte für Männer (markantes Kinn z.B.) und Frauen z.T. unterschiedliche, z. T. gemeinsame Kriterien gemeint. Nach Auffassung von Biologen weisen diese Schönheitsmerkmale auf körperliche Gesundheit, Durchsetzungsfähigkeit, Stärke des Immunsystems und ähnliche, für das persönliche Überleben (und das der Gattung) wichtige Eigenschaften hin. In diesem Archetypus verbindet sich also äußere Schönheit mit innerer Qualität.

In der Vorstellungsübung wurde nun eine Vielzahl von Fragen zu unterschiedlichen körperlichen Bereichen gestellt. Dabei ging es sowohl um »Funktion«, als auch um »Form«. Damit ist genau die (archetypische) Idealvorstellung, die man in etwa: »Schönheit und Erfolg in der Welt« nennen könnte angesprochen. Einmal unterstellt, jeder Mensch möchte – bewusst oder unbewusst – gut funktionieren und gut aussehen, so geschieht in der Übung Folgendes: Durch die polyrhythmischen Tanzübungen »emanzipieren« sich Gliedmaßen und Körpersysteme gegenüber der Kontrolle des »Ich«.

Die unbewusste Sichtweise der eigenen Körperlichkeit in Bezug auf die Grundidee: »Schönheit und Erfolg in der Welt« kann sich bei den Fragen zur Körperlichkeit in der Entspannung darstellen.

Genauer: Im Training entwickelt sich eine gewisse Gewohnheit, der ursprünglichen Bewegungsorganisation zugleich eine Aufgabe zu stellen und sie zu kontrollieren, dabei aber ihre Ausführung durch die Beobachtung nicht zu sehr zu stören. So wächst die Fähigkeit, dem eigenen Tanz und auch seinen Absichten und Taten wie ein Innerer Beobachter beizuwohnen.

Diese quasi Bewusstseinsverdoppelung, die eigene Reaktion zu spüren und in Bewegungen umzusetzen, sie zu kontrollieren, ohne sie zu stören, dabei aber in Kontakt mit dem eigenen Körper zu bleiben usw. bewirkt diese – oben erwähnte – Verselbstständigung des Körpers.

Die polyrhythmische Körperarbeit und der Entspannungseffekt ermöglichen es den TräumerInnen, auf die Fragen: »Wie nehme ich mich und meinen Körper wahr?« ungeschminkter und offener zu antworten. Es entsteht ein Bild, das der unbewussten Selbsteinschätzung mit ihren Befürchtungen und Wünschen entspricht.

Insoweit präpariert die Körperarbeit die Psyche in einer Art, wie wir es von anderen Stunden her kennen. Nun ist der Körper eher etwas zum Anfassen, als zum Betrachten.

Zumindest lässt sich der Archetypen »Schönheit und Erfolg in der Welt« gut durch die konkret/physische Tonfigur und den handgreiflichen Vorgang der Tonmodellation – durch das Kneten eben – ausdrücken. Die Modellation mit geschlossenen Augen und das Medium Ton bieten die Möglichkeit, etwas dem Traumbild Vergleichbares zu schaffen, was außerdem körperliche Aspekte wie Gewicht, Dreidimensionalität, physisch/sinnliche Formung etc. einschließt.

Nach der »Emanzipation« durch die Tanzübungen und der Wahrnehmungsmöglichkeit durch die Fragen in der Trance ist als hier im Unterschied zu den üblichen Bildvorstellungen noch ein Medium zwischengeschaltet, der Ton. So kann sich eine unbewusste Sichtweise diesmal nicht in der Gestaltung eines Traumbildes, sondern im Formen einer Tonfigur ausdrücken.

In diesem Sinn folgt die Stunde doch der Logik des bisherigen Aufbaus, die Fragen an das Unbewusste nicht unverblümt zu stellen, sondern (nach entsprechender Vorbereitung durch die Körperarbeit) die Chance eines unwillkürlich indirekten und poetischen Ausdrucks zu nutzen.

Fast unmöglich ist es in diesem Falle, etwas zu den Übertragungsmöglichkeiten der Tonmodellation zu sagen. Hier ist der Ausdruck durch das Medium Ton so vielfältig und individuell, dass jeder Einzelfall völlig unvergleichlich ist. Manche drücken mit ihrer Tonfigur aus, was sie sich wünschen, andere gerade, was sie befürchten, manche formen sich selbst, andere einen reinen Traumkörper usw..

Allgemeine positive Einbindung durch Körpererfahrung und Empfindungsschulung

Als körperliche Vorbereitung auf die Fragen und die Tonmodellation sind alle polyrhythmischen Trainings gut. Polyrhythmik arbeitet mit der Entkoppelung der Rhythmik zwischen oben und unten und der Fähigkeit, »Wollen und Geschehen – Lassen« auf hoher Ebene zu verbinden. Dabei ist es ein »Psycho«- Thema par excellence. Die Technik, verschiedene Rhythmen in verschiedenen Körperteilen gleichzeitig zu tanzen, scheint dem Bewusstsein besondere Probleme zu bereiten. Der direkten Kontrolle unterliegt immer nur ein Rhythmus. Schon das Kreisen einer Hand auf dem Kopf zugleich mit dem Klopfen der anderen Hand auf dem Bauch ist für viele schwierig. Will einE TänzerIn nun zwei oder drei verschiedene Rhythmen gleichzeitig z.B. in Füßen, Becken und Armen tanzen, gerät die bewusste Bewegungskontrolle durcheinander. Er/Sie will und kann (wie beim Einschlafen) Änderungen in der unwillkürlichen Steuerung körperlicher Vorgänge nicht erzwingen. Der/Die TänzerIn muss üben, das, was nur das Unwillkürliche hervorbringen kann, bewusst aufrecht zu erhalten, um es endlich willkürlich produzieren zu können. Dabei entstehen erst Frustration, Ärger und Wut, schließlich Souveränität und Gelassenheit. Es gibt also einen massiven Übungseffekt auf dem fundamentalen Gebiet der Gleichzeitigkeit von »Wollen und Geschehen – Lassen«!

Für dieses Training der polyrhythmischen Koordination sind verschiedene ethnische Tanzformen, die gleichzeitig unterschiedliche Rhythmen verwenden, möglich. Flamenco, orientalischer und besonders afrikanischer Tanz eignen sich.

Als besonders günstig hat sich die Voodootanztechnik erwiesen. Der Vorteil bei der Voodootanztechnik ist, dass gerade wegen des Ziels der Tranceinduktion machtvolle

Rhythmen und Formen so kombiniert werden, dass sie für die bewusste Koordination immer eine wirklich harte Nuss darstellen.

Deshalb ist es von Vorteil, die traditionelle Voodootanztechnik in den Mittelpunkt des technischen Übens zu stellen. Ergänzt werden kann sie durch einführende Übungen zur Unabhängigkeit von oben und unten sowie zeitgenössische Kombinationen aus dem »Modern – Ethnic« – Bereich.

Kommentar zum Wortlaut der Fremdentspannung und des Bildes:

Ad (1)
Die TräumerInnen haben direkt vor der Entspannung lange und exzessiv polyrhythmische Tanzschritte geübt und getanzt. Die Entspannung greift diese Befindlichkeit auf.

Ad (2)
Mit der Zeit, die ich bei der Fremdentspannung lasse, werden die TräumerInnen schwer. Nach einer heftigen und längeren Anstrengung (wie diesem Tanz), bei der der Kreislauf gefordert wird und alle Muskeln angestrengt werden, ist die Entspannung besonders tief und genüsslich. Insbesondere »Wärme« und »Schwere« werden sehr intensiv erlebt und daher auch von mir verstärkt angesprochen. Der Atem beruhigt sich leicht verzögert, das Herz-/Kreislaufsystem bleibt noch etwas länger in Schwung.

Ad (3)
Als Vorbereitung zu den weiteren Assoziationsübungen stelle ich ein allgemeines Aufmerksamkeitsplateau für den eigenen Körper her. Hier ist noch nichts gezielt angesprochen. Die TräumerInnen haben allgemein nach der Tanzerfahrung – der Bewegung mit der starken Durchblutung und diesem Phänomen, sich nach einer als angenehm empfundenen Anstrengung überall zu spüren – ein gutes Gefühl zu ihrem Körper. Das soll hier angesprochen und ins Bewusstsein gerufen werden. Diese positive Grundstimmung ist – wie auch von anderen Bildern her bekannt – eine wichtige Voraussetzung für den weiteren Übungsverlauf.

Ad (4)
Der Körper und das, was alles mit ihm zusammenhängt, ist uns großenteils durch Vererbung mitgegeben und hat sich seit der Kindheit (im Großen kontinuierlich, aber auch mit dem einen oder anderen Bruch) zu dem entwickelt, was wir jetzt sind. Er ist Teil des Lebensschicksals und für vieles verantwortlich, was wir tun und erleiden, sowie für unser grundsätzliches In – der – Welt – Sein. Um das bewusst zu machen, spreche ich verschiedene Merkmale der vitalen Funktionen und ihrer unwillkürlichen Regulation an. Das kann bei einigen Menschen Unwohlsein hervorrufen. Um weiter empfinden zu

können, was sonst noch alles zu ihrem körperlichen Dasein gehört, ist es wichtig, diese Reaktion bewusst zu machen und dann die Spannungen loszulassen.

Ad (5)
Die Fragen nach den körperlichen Bedürfnissen und Gelüsten ist im Leben von so enormer Bedeutung, dass auch hier wieder nach eventuellen Negativa gefragt werden muss. Sie können wichtige Hinweise geben, müssen aber auch losgelassen werden, um den weiteren Gang der Wahrnehmungsübung nicht zu behindern.

Ad (6)
Nach diesem Teil der Wahrnehmungsübung ist die Frage nach den Gefühlen und Stimmungen besonders wichtig. Gerade die körperliche Beschaffenheit, Proportionen, Haare, Haut, Gesicht und Ähnliches werden bewertet, und viele Menschen, vielleicht die meisten, sind auf irgendeine Art offen oder insgeheim mit sich unzufrieden. Körpergröße, Haut- und Haarfarbe, Proportionen und die Schönheit des Gesichtes werden als entscheidende Teile des Lebensschicksals empfunden und sind Anlass für Stolz oder Verzweiflung. Deshalb lege ich auch hier großen Wert auf ein Verharren, ein Sich – Bewusst – Werden und das Loslassen. Man mag einwenden, dass die Loslass – Phase zu kurz sei, um tiefgreifenden Verstimmungen zu begegnen. Da dieses Bild aber immer ziemlich gegen Ende des Bilderzyklus´ gemacht wird, haben die TräumerInnen genug Erfahrung, um sich schnell wieder auf das Harmonische des Körpers und die Entspannung einzustellen.

Ad (7)
In diesen Punkten der Ausdrucksfähigkeit und der Vorlieben unterscheiden sich Menschen zwar erheblich, doch wird das fast nie als konfliktträchtig erlebt, so dass ich nach dieser Wahrnehmungsübung auf eine Reflektions- und Entspannungsphase verzichte.

Ad (8)
Diese Phase steht an der Stelle, an der sonst das Bild gekommen wäre. Dabei ist es wichtig, dass die TräumerInnen vor der Phase des Formens etwas Zeit und Gelegenheit hatten, alle Ansprachen noch einmal auf sich wirken zu lassen. So können sich die Eindrücke etwas setzen und formieren, und das Wichtige kann sich vom Unwichtigen trennen. In der Gestaltung der Tonfigur fließt alles Mögliche ein, was unbewusst von der Ansprache der körperlichen Eigenarten hängengeblieben ist. Meist haben die konkreten Formen der Figur eher indirekt mit dem zu tun, was die TräumerInnen gerade erlebt haben. Ich sage ja bewusst nicht: «Forme deinen Körper!« Das würde die intellektuelle Kontrolle ansprechen. Wie im Bilderleben drücken sich unbewusste Einstellungen und Sichtweisen eher indirekt und symbolisch aus.

Ad (9)
Die TräumerInnen nehmen sich unterschiedlich viel Zeit für ihre Formungen. Es ist wichtig, einen Zwischenstatus abzufragen, um denjenigen, die schon fertig sind, die Botschaft zu übermitteln: »Ich habe gesehen, dass du fertig bist. In absehbarer Zeit werden auch die Letzten abschließen, die Übung ist noch nicht zu Ende, bleibe drin!« Für die TräumerInnen, die viel Zeit benötigen, ist es wichtig, zu hören, dass andere schon fertig sind und sie einen Kompromiss finden müssen, um zum Schluss zu kommen.

Ad (10)
Nach einer Pause wird die Gestaltungsphase für alle beendet. Dabei ist ein gewisser Nachdruck notwendig, da es manchen Träumerinnen schwerfällt, ein Ende zu finden. Die TräumerInnen sollen dann ihre Figur betrachten. Das ist ein besonders sensibler Punkt. Vielen erschließt sich im Sehen etwas über ihren Körper und ihre Körperwahrnehmung, was ihnen vorher nicht klar war. Unbewusste Sichtweisen, die sich in der Ansprache körperlicher Eigenarten vorher verstärkt und akzentuiert hatten, sind in die Gestaltung eingeflossen, und das wird mit dem Betrachten der Statue klar. Ich komme nach einer kurzen Pause, in der die TräumerInnen Zeit für eine eingehendere Betrachtung haben und den Eindruck mehr auf sich wirken lassen können, zu der Aufforderung, mit der Figur zu tanzen. Im Tanz besteht die Möglichkeit, das Angenehme und Schöne zu bestätigen und das, was schwierig ist, anzunehmen und sich mit ihm zu versöhnen. Technisch ist es wichtig, den TräumerInnen etwas Zeit zu lassen und darauf zu achten, dass sie sich nach der Entspannungsphase nicht zu schnell aufrichten. Durch das Kneten ist der Kreislauf zwar schon angeregt worden. Die Beeinflussung des Unwillkürlichen durch die Figur und die damit verbundene Nähe zu den Gefühlen wirken sich aber in einer Art aus, dass manche TräumerInnen im Zustand einer leichten Trance bleiben. Für sie ist es manchmal besser, sitzen zu bleiben.

Ad (11)
Den letzten Punkt des Akzeptierens der eigenen Körperlichkeit und ihrer Wahrnehmung bildet das Zeigen.

Durch die Fragen nach den körperlichen Eigenschaften wurden unbewusste Sichtweisen angesprochen,

— im Modellieren konnten sie sich ausdrücken,
— im Betrachten wurde das dem Bewusstsein offensichtlich,
— im Tanz konnte es verarbeitet werden.
— Im Zeigen machen die TräumerInnen es sich endgültig zu eigen, akzeptieren es und sagen: »Schau, so bin ich!«

Schlussbetrachtung

Die Hauptzielgruppe dieser Verbindung von Inneren Bildern und körpersymbolischen Übungen bilden normal – belastete, normal – belastbare Menschen. Bevorzugt wendet sich diese Arbeit an diejenigen, die von sich aus schon ein Interesse daran haben, sich persönlich weiter zu entwickeln und eine Bereitschaft in sich tragen, ihre existentiellen Lebensprobleme zu klären.

Das heißt natürlich nicht, dass andere Personengruppen nicht von diesem Konzept profitieren könnten. Man kann es an Einzelarbeit, Therapie, auf künstlerische, sozialpädagogische und alle möglichen denkbaren Erfordernisse adaptieren. Die Stundenkonstruktion und der Wortlaut sind variabel.

Voraussetzungen für Variationen bilden jedoch eine gute Intuition der/des Therapeuten/in und hinreichende allgemeine Erfahrung mit Körperarbeit und Inneren Bildern, sowie eine gewisse Vertrautheit damit, wie dieses Konzept funktioniert.

In der hier vorgestellten Stundenkonzeption und der Formulierung, wie sie in diesem Buch aufgeschrieben wurde, klären sich die angeregten Prozesse bei normalbelastbaren Menschen weitgehend von selbst. Trotzdem ist es notwendig, erkennen zu können, ob jemand eventuell Hilfe braucht. Auch bei diesem auf weitestgehender Selbstregulation basierenden Ansatz muss der/die KursleiterIn in der Lage sein, im Sinne einer therapeutischen Intervention auf Probleme einzugehen.

Ich habe bislang Erfahrungen mit sehr unterschiedlichen Personengruppen gemacht. Wie durch die Kombination von archetypischen (!) Bildern und körpersymbolichen Übungen nahegelegt, scheint dieses Konzept ziemlich universell zu sein:

Geht man davon aus, dass die Bilder und die Themen archetypisch sind, so heißt das, dass sie als Grundgegebenheiten des Lebens unabhängig von der individuellen Erfahrung des Einzelnen – also immer und überall – existieren. Das würde bedeuten, dass grundlegende Lebensprobleme – unabhängig von Klasse, Rasse und Geschlecht – gleich wären. Sie würden sich nur in unterschiedlicher – für die jeweiligen Lebensumstände typischer – Form zeigen und entsprechend verschieden formuliert werden.

Nun ist die Sprache der Bilder universell. Träume sind weder sprach- noch im engeren Sinn zivilisationsgebunden. Ihre Bildersprache wird überall verstanden. So verhält es sich auch mit den grundlegenden, existentiellen Lebensthemen: Alte und Junge, Männer und Frauen, Gelbe, Braune, Schwarze und Weiße, Arme und Reiche, alle sind damit konfrontiert, ob sie

— Kontinuität, Kraft und Sinnhaftigkeit im Leben finden,
— Mut und die Möglichkeit zu Unabhängigkeit und Freiheit entwickeln,
— eine sinnvolle Struktur für sich finden können, die sie stützt und nicht einengt,
— eine innere Stimme vernehmen können, die ihnen hilft, sich zu entscheiden und Probleme zu lösen,
— die für sie richtige Haltung zur Welt entwickeln, die ihnen erlaubt, die ihnen angemessenen Beziehungen zu finden,
— sich von anderen und kleinlichem Kalkül bestimmen zu lassen oder das geben, was sie geben wollen und was ihrem Wesen entspricht und das in sich entwickeln, was in ihnen angelegt ist,
— sich im Fluss des Geschehens behaupten und den richtigen Platz für sich finden können,
— zu sich und ihrer Persönlichkeit stehen können,
— in der Lage sind, sich zu schützen, wo sie Schutz brauchen und das Leben wild zu leben, wo das möglich ist.
— lieben können und die richtigen Umstände und Menschen dafür finden,
— für sich Geborgenheit und einen Platz finden können, von wo aus sie den Mut haben, zu sehen und erkennen,
— Menschen finden, mit denen sie Partnerschaft aufbauen und Verlässlichkeit und Treue üben können,
— sich mit sich, ihrem Körper und ihrem Aussehen anfreunden und sich selbst so lieben können, wie sie sind.

Das waren die Themen der Bilder in diesem Buch. Wie erheben keinen Anspruch auf Vollständigkeit, sind aber archetypisch.

Wie oben angesprochen, sind sie für alle Menschen interessant, ja sogar von existentieller Bedeutung.

Also sind die Themen universell, und die Sprache der Bilder ist es auch. Bleibt die Körpererfahrung: Ist es möglich, bei verschiedenen Menschen Themen körperlich erfahrbar zu machen?

Die Erfahrung mit vielen Kursen in Ländern mit sehr unterschiedlichen Lebensstilen und -verhältnissen (wie Ecuador und Deutschland z.B.) zeigen, dass es für die TeilnehmerInnen immer eine entsprechende Übertragung von der physisch/sinnlichen auf die existentiell/psychologische Ebene gibt (genau wie die Themen von Bedeutung und die Bildersprache verständlich für sie sind).

Details können sich unterscheiden, die grundlegende Körpersymbolik scheint aber überall zumindest sehr ähnlich zu sein: Wie kommt diese Gemeinsamkeit zustande?

Gehen wir davon aus, dass sich das Leben in Grundgestalten gliedert, die man sich als universelle Gegebenheiten im Sinne der »ewigen Ideen« Platos vorstellen könnte. Eine solche archetypische Situation wäre zum Beispiel »Verwurzelung – Konstanz/Unabhängigkeit – Freiheit«. Jeder Mensch würde dann notwendigerweise überall und ständig Erfahrungen mit diesen Grundthemen machen und dazu unbewusste und bewusste Einstellungen bilden.

In den ersten Lebensjahren erfährt, ja erleidet man diese Situationen unmittelbar und direkt. Strategien, das direkte Erleben zu vermeiden, können im abstrakten Erwachsenenleben moderner Gesellschaften oft äußere Erfahrungen verhindern. Gewohnheiten und Ablenkungen lassen auch die inneren Grundorientierungen diffuser werden. Vielen erscheint das Leben wie ein Einheitsbrei. Die meisten Menschen sind innerlich nicht vorbereitet, persönlich wichtige Situationen zu erkennen und zu verarbeiten. Sie können die Bedeutung von Ereignissen nicht richtig einschätzen und sind nicht mehr in der Lage, sich zu entscheiden. Oder aber die Wucht der Lebensumstände ist so erdrückend, dass das, was ein Mensch eigentlich will, bis zur Unkenntlichkeit durch Unmöglichkeit und Not verformt wird. Dann hilft die sinnliche Erfahrung der Körpersymbolik, in einem kontrollierten Rahmen komprimiert und rein das eigene Erleben anzuregen und die gewohnte Sichtweise – die Rationalisierung oder gar Lebenslüge – zu durchbrechen.

Dieser Aspekt grundlegender Körpersymbolik ist für alle Menschen gleich. Zwar kann man sich darüber absprechen, ob Kopfnicken oder Kopfschütteln Bejahung bedeuten soll. Ausgebreitete Arme hingegen können (unzweifelhaft und jenseits sozialer Konventionen) nur Offenheit gegenüber der Verschlossenheit verschränkter Arme bedeuten. Noch klarer wird es, wenn wir Gesten und Formen verlassen. Füße haben immer und überall mit Bodenkontakt zu tun, der Atem ist für jeden Menschen willentlich beeinflussbar, wird aber gewöhnlich unwillkürlich gesteuert, usw.

Insofern ist dieses Konzept auf alle Menschen anwendbar: Themen, Bildersprache und Körpersymbolik sind von allgemeiner Bedeutung.

Oft wurde eingewendet, dass diese Art, an Probleme heranzugehen und überhaupt die Methodenkombination »sophisticated« wären und von einfachen Menschen nicht verstanden würden. Das Gegenteil ist der Fall. Da sich die Bilder ohne die Sprache direkt ausformen und auch die Erfahrung nicht sprachgebunden, sondern körperlich ist, wurden die Übungen auch im Gefängnis z.B. sehr gut verstanden.

Einschränkungen bestehen, wenn Menschen

1 sich nicht entspannen können,
2 psychotisch sind oder
3 keine sprachliche Verständigung möglich ist.

Ad 1) Können sich die Teilnehmer von Kursen nicht entspannen, werden Probleme mit den Körperübungen auftauchen, weil Berührung als Stress empfunden wird, und sie können keine Bilder sehen. Dafür gibt es eine einfache Lösung: Als Vorbereitung dieser Arbeit können Kurse in Körpererfahrung und Entspannungstechniken (wie Autogenes Training z.B.) besucht werden, so dass eine bestimmte Sicherheit im körperlichen Umgang und eine gewisse Entspannungsfähigkeit vorhanden sind.

Ad 2) In der Psychiatrie, wo Menschen akute psychotische Krisen durchleben, ist diese Arbeit gewöhnlich kontraindiziert. Sowohl Körpersymbolikübungen, als auch Innere Bilder sind stark evokativ. Sie fördern Erinnerungen, Gefühle, Konflikte – alles, was nach außen drängt – ins Bewusstsein. Diese Arbeit ist nur angemessen und sinnvoll, wenn das »Ich« einigermaßen normal arbeitet und Erlebnisse einordnen kann, oder der/die TherapeutIn für diese Klientel ein spezielles Konzept entwickelt hat.

Ad 3) Körpersymbolikübungen können mit einem Minimum an gemeinsamer sprachlicher Basis angeleitet werden, obwohl auch dabei Probleme auftreten können. Es kommt doch häufiger darauf an, dass sprachliche Nuancen auch im richtigen Sinn verstanden werden. Vor allem die Fremdentspannungen können dagegen meist nur »richtig« oder »gar nicht« verstanden werden. Sind wichtige Details des Bezuges der Körperfühlübung auf die vorhergehende Körperarbeit anatomischer Natur, kann es Kompromisse durch vorbereitende Übungen zur Benennung von Körperteilen geben. Geht es um das allgemeine Verstehen von Zusammenhängen, können Sprachbarrieren verhindern, dass die Bildinduktion überhaupt möglich ist.

Im Allgemeinen aber ist neben der handwerklichen Kompetenz die Einstellung des/r LeiterIn das Wichtigste. Wie ausführlich dargestellt, sind die Stundenkonzepte in ihrer Verschränkung der heilenden Kraft des Körpers und der Inneren Bilder – sowie dem Bezug auf die archetypische Ordnung – so angelegt, dass die Selbstregulation optimal arbeiten kann. Bei einer entsprechend positiven Einstellung und Ausstrahlung des/r KursleiterIn wird diese Arbeit für viele unterschiedliche Menschen eine wunderbare Möglichkeit zu persönlichem Wachstum sein.

Anhang und praktische Hinweise

Dieses Buch hat Praxis und Hintergrund von Inneren Bildern, ihre Beziehung zu Archetypen und die Einbettung in Körpersymbolik beschrieben. Der Schwerpunkt lag – bis hin zu wörtlicher Schilderung mit Kommentar – bei den Fremdentspannungen, den Körperfühlübungen und den Bildern selbst.

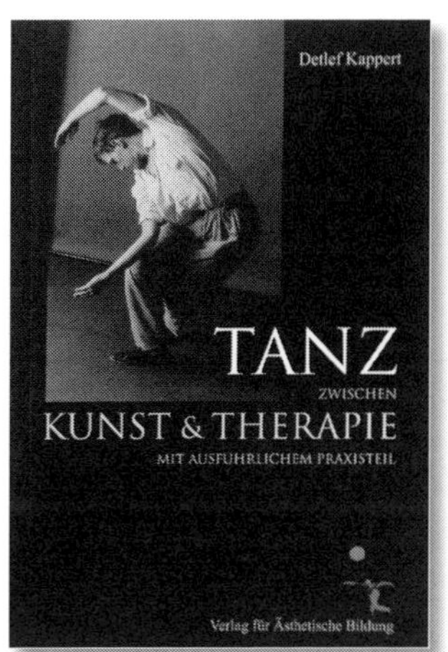

Wer sich für die Übungen und Theorie der Körpersymbolik interessiert, sei auf das Buch »**Tanz zwischen Kunst und Therapie**« verwiesen,
2., überarbeitete und erweiterte Auflage,
Verlag für Ästhetische Bildung,
ISBN 978-3-00-031150-5, Oberhausen 2010

Tanz zwischen Kunst und Therapie wendet sich an alle, die Tanz nicht als reine Bewegungstechnik verstehen oder unterrichten wollen. Tanz ist grundlegender Bestandteil des Lebens. Rhythmus, Witz, und Poesie des Tanzes sind jedoch unter unseren Lebensverhältnissen nur selten direkt spürbar und zugänglich.

Menschen brauchen außer Verständnis auch Konfrontation, eine Herausforderung, um als Person zu wachsen. Ein Tanztraining stellt eine solche Herausforderung dar. Es konfrontiert mit Energie, Wahrheit und Schönheit, den Dingen, auf die das unbewusste Potenzial in uns wartet, um alle verfügbaren Energien auf die richtige Art im rechten Moment freizusetzen. Damit wir der Mensch werden, der wir sein könnten– das ist das eigentliche Ziel des Lebens.

Im ersten Teil dieses Buches wird genau erklärt, warum und wie ein Körpertraining wirkt, wie Schönheit, Neurophysiologie, Arbeit mit Verdrängung, die Konfrontation mit Wahrheit und die Einbettung in einen humanistischen Ansatz zusammenwirken, um optimal anzuregen. Im zweiten Teil werden in detaillierten Schritten 19 komplexe Unterrichtsszenarien beschrieben.

Ein anspruchsvolles, mit vielen Fotos versehenes Werk, das die große Zahl der am Zusammenhang von Körper, Tanz und Therapie Interessierten praktisch und theoretisch anspricht, ein Buch, das den Tanz zwischen Kunst und Therapie strukturiert.

Das »Wie« des Unterrichts, der Unterrichtstil, werden beschrieben in:

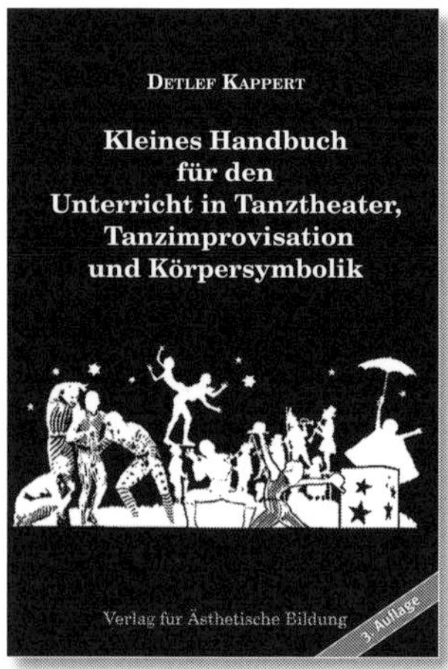

»Kleines Handbuch für den Unterricht in Tanztheater, Tanzimprovisation und Körpersymbolik«

Was macht einen guten Tanzunterricht aus? Gibt es technische Grundlagen für Improvisation? Welche Zugänge gibt es, um das Authentische, Kreative und Originale zu finden, und wie kann man ihm Form und Gestalt geben?

Diese Fragen werden in dem »Kleinen Handbuch« auf praktische, überraschende, gründliche und unkonventionelle Art behandelt.

Dabei geht es einmal sehr konkret um die Zusammenhänge zwischen Raum, Form, Zeit, Dynamik, Rhythmik, Gewicht, Kontakt, Fluss und Impuls, deren Verständnis Grundlage einer kreativen und fundierten Unterrichtsplanung in Tanzimprovisation sein kann.

Im Mittelpunkt des Tanztheaterteils dagegen stehen unterschiedliche Konzepte und Wege, die eigene Kreativität zu entwickeln, Ideen und Visionen umzusetzen und so einem Gefühl, einer Stimmung oder einer Geschichte Form zu geben.

Wichtige Zugänge dabei sind die Arbeit mit Szenen, der Stimme, mit Gefühlen, mit Kunst- oder Alltagsbewegungen, Bewegungsqualitäten oder Improvisationschoreografien als Solo, Duo, Trio oder in einer Gruppe.

Worum geht es bei »Contact«, bei »Tanztechnik«, was sind die unterschiedlichen Schwerpunkte bei »Körper- und Bewegungstheater«, »Technik und Gestaltung«, oder »Vocal Dance«?

Welchen Stellenwert haben individuelle Prozesse, ist guter Unterricht fest strukturiert oder Prozess orientiert, wie notwendig ist Tanztechnik, wie wichtig ist freie Improvisation, was passiert bei Konflikten im Unterricht, welche Übertragungsmöglichkeiten gibt es auf andere Berufsfelder?

Um diese Fragen ging es in Interviews über Unterrichtsphilosophie mit Anna Borreda, Christine Brunel, Sayonara Pereira, Simonne Rorato, Howard Sonenklar und Patricia Bardi.

Detlef Kappert, »**Kleines Handbuch für den Unterricht in Tanztheater, Tanzimprovisation und Körpersymbolik**«, 3. Auflage 2013, Verlag für Ästhetische Bildung, Oberhausen 2013, ISBN 978-3-9802590-1-9, 19,80 €

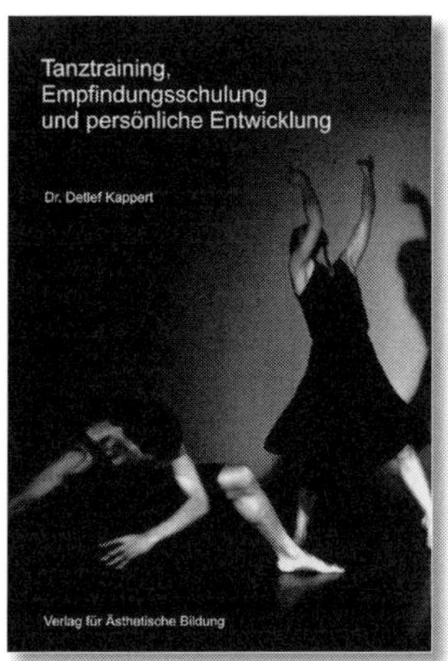

Umfassende Hintergründe einer Arbeit
mit Psyche und Körper sind dargestellt in
»**Tanztraining, Empfindungsschulung
und persönliche Entwicklung**«,
3. Auflage, Verlag für Ästhetische Bildung, Oberhausen 2017

Tanztraining, Empfindungsschulung und persönliche Entwicklung diskutiert die persönliche Bedeutung von Tanz und Empfindungsschulung in der modernen Gesellschaft. Tanz und Körperbildung als machtvolles Mittel, die Gewohnheiten des Alltags zu durchbrechen und die Angst vor Veränderung durch Witz, Poesie und Spontaneität, durch Schönheit, Energie und Kühnheit zu transformieren, werden durch ethnische und geschichtliche Beispiele von Yoga bis Voodoo dargestellt. Vor diesem Hintergrund leuchten Körperlichkeit und Kunst in ihrer dramatischen Herausforderung für den Menschen und als Chance der Evolution moderner Gesellschaften auf.

Was persönlich bei Ausbildungen in Tanz und Empfindungsschulung geschieht, wird in ausführlichen Interviews mit Absolventen zahlreicher Schulen von Martha Graham bis Gerda Alexander, in psychologischen Modellen und Analysen beschrieben.

Detlef Kappert, »**Tanztraining, Empfindungsschulung und persönliche Entwicklung**«, Verlag für Ästhetische Bildung, 572 S., 56 Fotos, 28,00 €, ISBN 978-3-9802590-0-2, Oberhausen 2017

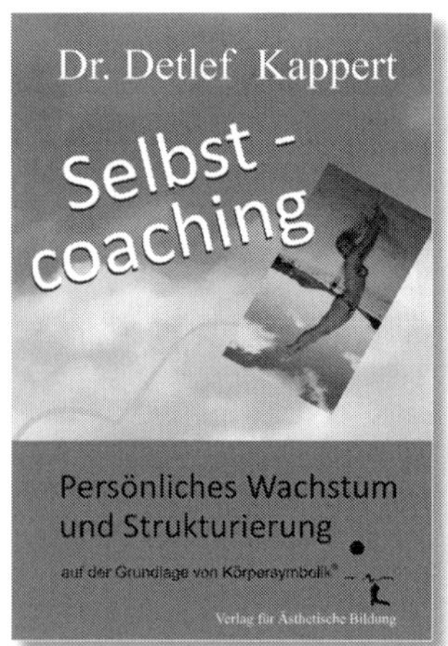

Für die Einstimmung in die psychologisch/lebensphilosophische Thematik kann man umfangreiche Assoziationsübungen im Gehen oder während der Übungen sprechen. Sie können die Übungen und Inneren Bilder perfekt abrunden:

»Was wir wahrnehmen, wie wir etwas erleben, was wir wollen und tun wird ganz überwiegend durch unbewusste Einstellungen kontrolliert.

Das Unbewusste, die innere Landkarte, ist uns aber mit dem bewussten Fühlen und Denken nicht zugänglich, wir werden durch etwas in uns bestimmt, was wir nicht erkennen können.

Um durch diesen Blindflug nicht schwerwiegende Fehler zu begehen, in Sackgassen zu rennen oder wesentliche Entwicklungschancen nicht zu nutzen wäre es klug, einen Kontakt zum Unbewussten zu haben.

Unbewusste Räume und Erkenntnisse öffnen sich uns nur indirekt durch Symbole, in Träumen, inneren Bildern, Spannungen im Körper.

Einen besonders gelungenen Weg stellen Assoziationsübungen, also Fragen an das Unbewusste dar.

Wie ein innerer Beobachter wachen unbewusste Instanzen immer darüber, ob unser Lebensweg uns zu dem Menschen wachsen lässt, der wir sein könnten.

Durch psychologische und philosophische Fragen an diese unbewusste Steuerung werden wir uns über uns selbst klarer und aktivieren diese Kräfte.«

Selbstcoaching beschreibt konzentriert und schlüssig die psychologische und philosophische Essenz der Arbeit, das, was so spielerisch, lustvoll und wie im Vorbeigehen eine unmittelbare Selbsterfahrung schafft. Zuerst wird das Besondere eines Weges der Selbstheilung und Selbstverwirklichung durch die Arbeit mit Energie und Schönheit dargestellt. Neueste Erkenntnisse der Neurophysiologie, die zeigen, dass die überwältigende Menge dessen, was wir fühlen, denken und tun, unbewusst kontrolliert ist, werden mit der verblüffenden Beschreibung verbunden, dass genau diese Prozesse unbewusster Steuerung in Tanz und Körperarbeit erfahrbar werden.

Diese Grundorientierungen des Lebens werden durch besonders tiefgehende Übungen erfahrbar.

Dazu sind Texte wichtig, die es ermöglichen, dass sich diese Erfahrungen innerlich ordnen. Alle diese Assoziationen genannten Texte zu Themen wie Geben und Nehmen, Fluss des Lebens, Raum und sein Bezug zum Kreatürlichen, Spirituellen, zur kollektiven und persönlichen Vergangenheit und Zukunft, der Möglichkeit zur freien Entscheidung in jedem Augenblick sowie alle anderen Assoziationsübungen aus Körpersymbolik und Tanz sind in wörtlicher Rede in die Übungen eingebettet. Sie bilden den Hauptteil des Buches.

Detlef Kappert, »**Selbstcoaching. Persönliches Wachstum und Strukturierung**«,
Verlag für Ästhetische Bildung, 160 Seiten, 25 Fotos, 21,80 €, ISBN 978-3-9802590-9-5

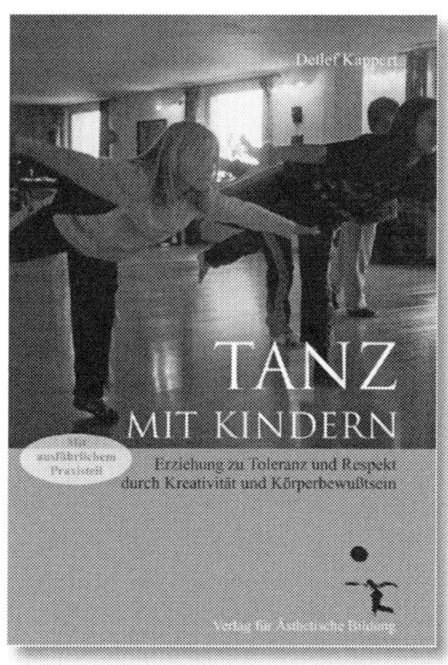

»Tanz mit Kindern
Erziehung zu Toleranz und Respekt
durch Kreativität und Körperbewusstsein«

Kinder haben heute enorme, nie dagewesene Chancen.

Dem stehen massive Überforderungen der Entgrenzung und Reizüberflutung entgegen. Lehrer und Künstler haben die Möglichkeiten, über Kreativität und Soziales Lernen viel zu bewegen, wenn sie den richtigen Weg finden.

Dieses Buch liefert theoretische und praktische Werkzeuge. Mit Körperarbeit, Tanzimprovisation und Inneren Bildern werden grundlegende psychosoziale Themen inszeniert. Durch die künstlerische Arbeit kann in schwierigen Klassen Unterschiedlichkeit in kreative Spannung umgewandelt werden. Das hilft Kindern, Respekt vor sich selbst und anderen zu finden und in einer Gesellschaft ohne verbindende Orientierung die intuitive Sicherheit für den eigenen Weg zu entdecken.

Ein anspruchsvolles, mit vielen Fotos versehenes Werk, das neben vielen konkreten praktischen Stundenentwürfen ein grundlegendes Verständnis der großen Möglichkeiten von Tanz und Körperarbeit mit Kindern herstellt.

Detlef Kappert »**Tanz mit Kindern**« ISBN 978-3-9802590-7-1, 20,00 €
Verlag für Ästhetische Bildung, 184 Seiten, 2., überarbeitete Auflage, Oberhausen 2012

Wer sich nicht nur für den Text interessiert, sondern einfach eine Entspannung genießen will, sei auf die drei CDs verwiesen. Die hier erklärten Übungen sind alle mit **Fremdentspannungen, Körperfühlübungen und Inneren Bildern** aufgesprochen:

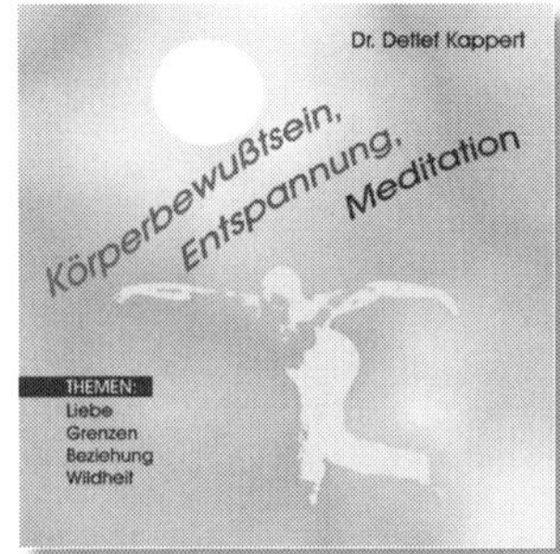

ISBN 978-39802590-8-8
18,00 €

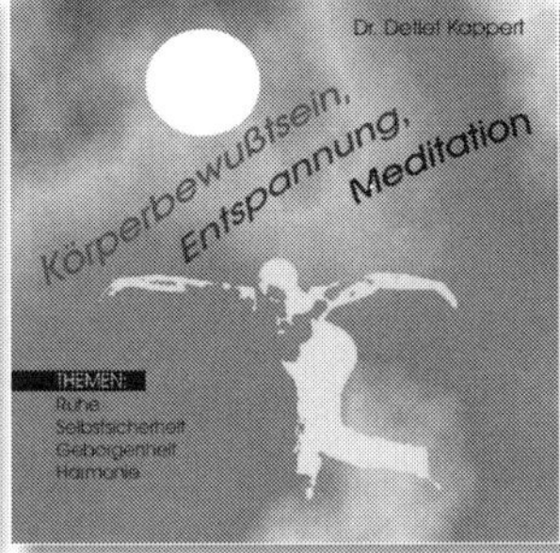

ISBN 978-39802590-3-3
18,00 €

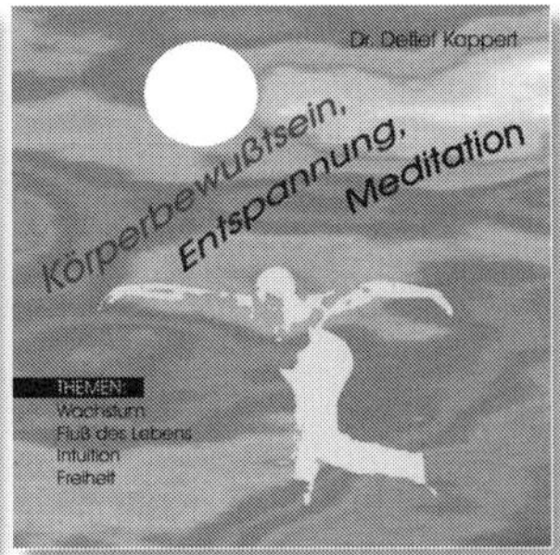

ISBN 978-39802590-4-0
18,00 €

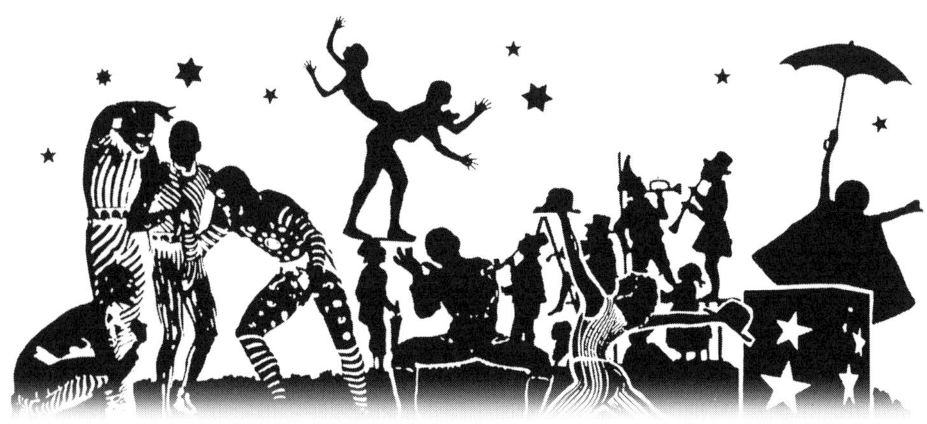

Alle hier vorgestellten Bücher und CDs können Sie direkt bestellen über

www.verlagfürästhetischebildung.de

Verlag für Ästhetische Bildung · Kopernikusstraße 11 · D-46147 Oberhausen

Danksagung

Ich bedanke mich bei Reinhild Wawzin für die wichtigen Hinweise zur Verständlichkeit und bei Klaus Wendel und Vera Hölter für die Hilfe bei der Datenverarbeitung.

Dank auch an den Fotografen, die Choreografin und die Tänzer für die inspirierenden Fotos.

Fotonachweis:

Seiten 1 (Titel), 22, 31, 38, 54, 86, 94, 95
Esther Balfe und Emmanuel Obeya: »Duett«

Rückseite, Seiten 16, 30, 46, 47, 62, 78, 104
Reinhild Wawzin und Michael Denk: »Rose«

Seiten 57, 70, 112, 122
Barbra No, Aki Kato und Emmanuel Obeya: »Fragment 4«

Alle Fotos: **Alexander Ehhalt/Lossen-Foto**
Choreografie: **Catherine Guerin**

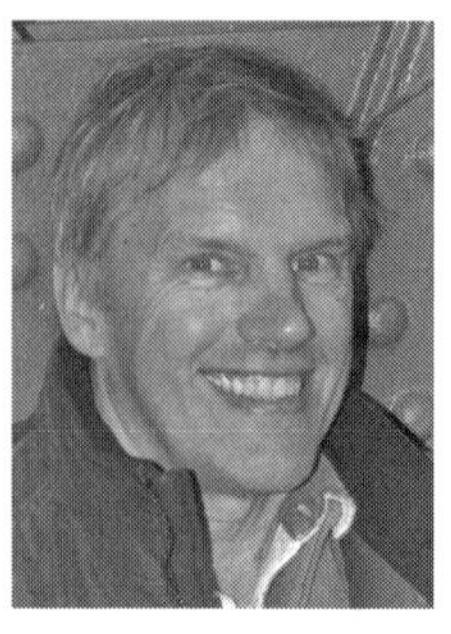

Der Autor Dr. Detlef Kappert ist niedergelassener Psychotherapeut mit eigener Praxis in Essen.

Er studierte Psychologie und Tanz in Deutschland, den USA und Haiti und promovierte über die Verbindung von Tanztraining, künstlerischem Ausdruck und persönlicher Entwicklung.

Seit 1985 hat er einen Ansatz entwickelt, der Elemente aus professionellem Tanztraining und Empfindungsschulung in ein Konzept humanistischer Psychologie integriert.
Er unterrichtete diesen Ansatz an Universitäten und Ausbildungsinstituten für verschiedene (tanz-) pädagogische, therapeutische und künstlerische Berufe in Deutschland, Frankreich, Ekuador, Spanien, Polen und in der Schweiz.
Er leitet das Institut für Tanz- und Bewegungsdynamik und veröffentlichte zahlreiche Bücher und CDs.

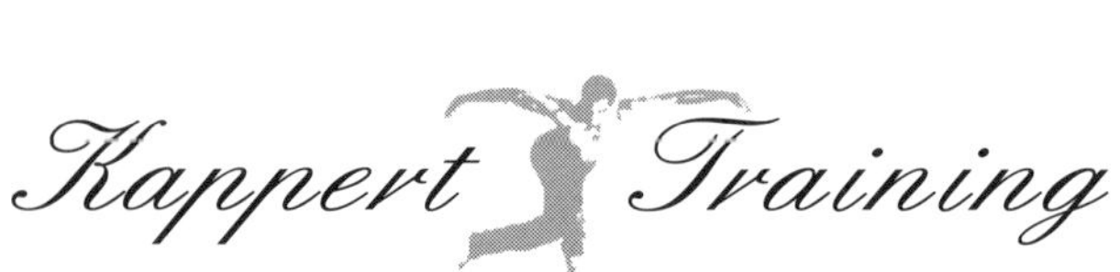

Informationen über Weiterbildungen,
Workshops, Seminare, Ausbildungen
www.kreativepotentiale.de
www.tanzimprovisation.de